现场急救

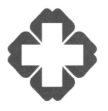

（第4版）

EMERGENCY FIRST AID

主　编　吕　彦　邹晓平

副主编　路　超　徐龙根

苏州大学出版社

图书在版编目（CIP）数据

现场急救／吕彦，邹晓平主编. -- 4 版. -- 苏州：
苏州大学出版社，2023.6（2024.7 重印）
ISBN 978-7-5672-4390-3

Ⅰ. ①现… Ⅱ. ①吕… ②邹… Ⅲ. ①急救 Ⅳ.
①R459.7

中国国家版本馆 CIP 数据核字（2023）第 088930 号

书　　名：现场急救（第 4 版）
　　　　　XIANCHANG JIJIU（DI 4 BAN）

主　　编：吕　彦　邹晓平
责任编辑：刘一霖
装帧设计：刘　俊

出版发行：苏州大学出版社（Soochow University Press）
社　　址：苏州市十梓街 1 号　邮编：215006
网　　址：www.sudapress.com
邮　　箱：sdcbs@ suda. edu. cn
印　　装：苏州工业园区美柯乐制版印务有限责任公司
邮购热线：0512-67480030　销售热线：0512-67481020
网店地址：https://szdxcbs. tmall. com/（天猫旗舰店）

开　　本：787 mm×1 092 mm　1/16　印张：13.25　字数：315 千
版　　次：2023 年 6 月第 4 版
印　　次：2024 年 7 月第 2 次印刷
书　　号：ISBN 978-7-5672-4390-3
定　　价：43.00 元

凡购本社图书发现印装错误，请与本社联系调换。服务热线：0512-67481020

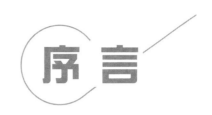

序言

　　随着我国社会、经济的不断发展，生活节奏越来越快，人们对安全的要求也越来越高。"促进个人安全，保护家庭安全，加强社会安全，避免意外伤病和减少残疾死亡"已不再仅仅是某个人或某家医院的责任，而是针对个人、家庭、社会的一个连续的、动态的行为。启发及培养公众健康意识是全社会的责任。

　　大家都知道，在救治急症患者尤其是紧急的危重患者时，时间就是生命。但是各种急症，包括创伤在内，大多为突然发生或在意外场合下发生。如何在现场争分夺秒地施行必要的紧急救治，即基础生命支持（Basic Life Support，BLS），对患者的预后是至关重要的。

　　创伤救治必须强调最初的十分钟和一小时（亦被称为伤后"白金十分钟"和"黄金一小时"）。急症救治必须强调"第一时段"（First Period）这一概念。而这"第一时段"的时间，短以分秒计，长则以小时计。毋庸置疑，"第一时段"救治的质量对急症患者来说是最为关键的。但是，要提高其质量，绝非易事。用通俗的话来说，有时导致病情危急的情况可以是一口气、一口痰。这"第一时段"的反应时间是何其紧迫，对施救者来说又是何等严峻的考验！

　　各种急症和创伤大多会有一位或几位最初目击者，而第一目击者能否对此做出正确的反应，包括施行必要的初步急救和呼救，往往直接影响到患者的预后。第一目击者还必须是好心人，故国家必须对广大群众进行道德教育，增强其道德感，促使好心人毫无顾虑地去做帮助他人的工作。考虑到第一目击者大多数为非医务人员，我国必须大力进行群众性的急救知识培训，着力普及急救知识，以便群众在必要时进行自救或互救。

　　现场急救大多是徒手操作的，故方法必须简单，广为人知的抢救异物卡喉窒息的海姆立克（Heimlich）手法便是最好的范例，当然，还有徒手心肺复苏（CPR）、止血等。只有最简单的急救方法才能为广大群众所接受和掌握。由吕彦、邹晓平老师主编的《现场急救》（第 4 版）一书除详细介绍了现场急救的四个基本环节、心肺复苏术、外伤现场急救基本技术，以及常见内科急症、常见意外伤害、常见急性中毒、灾害及公共

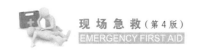

卫生事件等的现场急救外，还重视心理因素对急危重症患者的作用，强调急危重症患者的心理特点及心理支持的重要性。该书内容覆盖面广，文字深入浅出、通俗易懂，并配有操作示意图及部分操作视频，使读者一看就懂，一学就会。

大学生接受能力强，是很好的现场急救知识载体。学校健康教育工作者要创造学习条件，把急救知识传授给非医学专业的大学生。这对于保护人的生命和健康、提高生命质量具有十分重要的意义。大学生是具有高文化层次的团队，是即将奔赴工作岗位的特殊群体，在关键时刻能够起到"带动一大群、影响一大片"的带头作用。因此，加强对大学生急救知识和技能的培训，不仅是提高受教育者素质的需要，同时对在全国更快、更广地形成阶梯式急救网络也具有极其深远的意义。

常熟理工学院的吕彦、邹晓平老师等在大学长期坚持开展现场急救健康教育，是难能可贵的，值得支持和鼓励。让众多的高校医务工作者参与现场急救健康教育，大力开展现场急救知识和技能的培训，增强公众应对突发事件的自救和互救意识，也是社会进步的表现之一。

本人期望有更多的人来学习现场急救技术，也期望更多的医疗卫生行政主管部门、群众团体和企事业单位着力组织现场急救技术的普及培训工作，以便在必要时让掌握了现场急救技术的群众伸出他们的援手，救人于万分危急之中。

王健

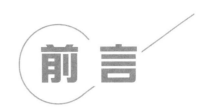

前　言

　　生命健康是人类社会一切文明进步的基础和前提。但是，交通事故、生产事故、自然灾害、突发急症以及社会突发事件等所致的伤残，严重危害着人们的生命健康。现代医学证明，对急危重症伤病员实施阶梯式急救，在最短的时间内形成从现场急救到医院急救的"急救链"，是抢救成功的关键。现场急救是"急救链"的起始部分。第一目击者在第一时间采取正确、实用、有效的急救措施对伤病员进行现场急救，可以为专业救援赢得时间，减少伤残，从而挽救生命。学校、机关、企事业单位，尤其是高等院校有计划、有组织地开展现场救护知识和技能培训教育，全面提升公众急救技能水平，发挥大学生等人群在社会上的辐射和传播作用，不仅是素质教育的重要内容、人才培养的必然要求，还是全方位、全生命周期维护健康的具体体现，对提升国民的健康素养、实现健康中国的战略目标具有十分重要的意义。

　　《现场急救》自 2009 年第 1 版出版以来，受到众多高等学校师生、应急救护培训人员和救护员的关注和喜爱，并已再版两次。为了适应知识的更新与社会的发展，在苏州大学出版社的精心组织和支持下，本编写组再次齐心协作，对本教材的章节内容进行了修订，进一步突出了现场救护知识和操作技能的科学性、实用性。本书详细介绍了现场急救的四个基本环节——现场评估、判断病情、紧急呼救、自救与互救，心肺复苏术，外伤现场急救基本技术——止血、包扎、固定、搬运，以及常见内科急症、常见意外伤害、常见急性中毒、五官科急症、动物咬伤、灾难及公共卫生事件等的现场急救。除了急救知识外，相关人员还应重视心理因素对危急重症患者的作用，增强伤病员战胜疾病、恢复健康的信心，因此，本书专列一章讲述危急重症患者的心理特点及心理支持。重大及灾害性群体伤害事故的应急救援，由于涉及面广，技术复杂，已远远超出单纯医疗急救的范畴，为此，本书介绍了群体伤害事故医学急救的组织管理，供管理者学习，有助于他们做好突发性群体伤害事故医学急救的组织管理工作。本书还适当介绍了与现场急救有密切联系的正常人体解剖生理，以便读者能更好地理解现场急救的操作要点。

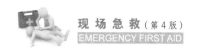

本书内容简明实用、浅显易懂，文字通俗流畅，并配有部分操作示意图和视频，使读者一看就懂、一学就会。本书不仅可作为高等学校健康教育、急救培训教材，还可作为广大企事业单位、各级各类应急救护培训机构、社区卫生服务站的急救培训教材和社会公众自学科普读本，能让学习者快速掌握现场急救的基本知识和基本技能。

我们希望本书能在推动群众性现场救护培训中发挥积极作用，帮助广大群众学习和掌握现场急救知识和技能，以便在伤害和灾难发生时真正成为生命和健康的守护者。

本书的编写凝聚着作者和相关工作人员的心血和汗水，得到了众多专家的支持和帮助。中国急诊与灾难医学奠基人之一的王一镗教授多次指导了本书的修编并作序，常熟理工学院傅庆徐先生对本书的编写工作给予了无私的帮助，我们深表谢意。在编写过程中，我们参考了相关的文献资料，在此向有关作者一并表示由衷的感谢。

虽然我们力求再版时有所改进，但本书仍可能存在疏漏或不妥之处，恳请读者提出宝贵意见。

编　者

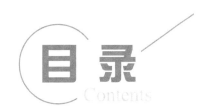

目 录
Contents

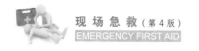

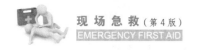

第一章

01

现场急救概述

现场急救的重要意义及学习内容

现场急救的特点与原则

现场伤病员的分类和设立救护区标志

应急救援系统简介

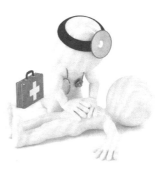

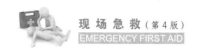
<table>
</table>

第一节 现场急救的重要意义及学习内容

一、现场急救的重要意义

现场急救是指在 120 救护车或专业医护人员到达现场之前"第一目击者"对突发疾病或意外伤害事故的急危重症伤病员所进行的初步急救处理，因此又称"院前急救"。它是重要的第一线救死扶伤工作。

随着科学技术的进步和社会发展的需要，急救医学逐步发展成一门独立的学科。广义的急救医学包括平时、战时、各种灾害、传染病等的院前急救以及医院内的急救。住院伤病员如果突然发生紧急伤病，一般可得到及时的专业救护，但紧急意外伤害事故和发生在医院以外的突发急危重症伤病员，由于事故现场一般缺少专业医生，因此需要具有现场急救知识的急救员进行现场救护。这时，一方面，现场的"第一目击者"（热心且受过培训的现场急救员）或伤病员本人应该尽快与医疗机构或 120 急救中心取得联系，让医护人员及时赶到现场对伤病员进行救治，并将其送达医院；另一方面，"第一目击者"应立即对伤病员进行紧急救护，达到保全生命、防止伤势或病情恶化、促进康复的目的。

现场急救人员由"第一目击者"和具有医学专业知识的医护人员组成。只有做到及时、有效、正确地处理伤病员，才能大大减轻伤病员的痛苦，挽救垂危伤病员的生命，把致死、致残率降到最低限度，同时还能大大缩短治愈时间。因此，现场急救工作的成败常常标志着一个国家、一个地区的医疗技术水平的高低。

二、现场急救的主要学习内容

现场急救的主要学习内容包括正常人体解剖生理、现场急救的四个基本环节（现场评估、判断病情、紧急呼救、自救与互救）、心肺复苏术、外伤的现场急救基本技术（止血、包扎、固定、搬运），以及常见内科急症、意外伤害、急性中毒、五官科急症与狂犬、毒蛇咬伤等急危重症的现场急救，灾难及公共卫生事件的预防与现场急救，急危重症伤病员的心理特点与心理支持及突发性群体伤害事故医学急救的组织管理。现场急救的学习包括对现场急救理论知识和实践操作的学习。

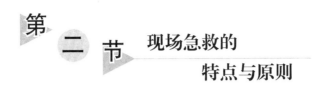

第二节 现场急救的
特点与原则

现场急救是"第一目击者"或医护人员在现场对伤病员进行急救护理，并将伤病员送达医院进行抢救的过程，其对象、环境、条件与在医院内的抢救大不相同。因此，普及有关现场急救的具体特点和原则的知识，使急救人员在思想上和具体急救措施上有充分准备，就显得很有必要。

一、现场急救的特点

（一）突然发生，思想上无准备

需要进行现场急救的往往是在人们预料之外的突发疾病或意外伤害事故中出现的急危重症伤病员。有时是个别的，有时是成批的；有时是分散的，有时是集中的。伤病员多为生命垂危者，这时，不仅需要在场人员进行急救，还需要呼请场外更多的人参与急救。群众急救知识普及化、社区急救组织网络化、医院急救专业化、急救指挥系统科学化是现场急救工作的关键。

（二）情况紧急，须分秒必争

突发意外事故后，伤病员可能会出现多器官同时受损，生命垂危。不论是伤病员还是家属，他们的求救心情都十分急切。伤病员发生心搏、呼吸骤停时，如果急救人员在4分钟内开始进行心肺复苏，并及时使用自动体外除颤仪（AED），伤病员被救活的概率将大幅提高。一旦心搏、呼吸骤停超过4分钟，脑细胞将发生不可逆转的损害。10分钟后开始接受心肺复苏术者几乎不能存活。因此，时间就是生命，急救人员必须分秒必争，立即采用复苏技术抢救心搏、呼吸骤停者，采用止血、固定等方法抢救大出血、骨折等病危者。

（三）病情复杂，难以准确判断

意外事故发生时，伤病员身上可能有多个系统、多个器官同时受损。急救人员需要具有丰富的医学知识、过硬的医疗技术才能完成现场急救任务。在有的灾害现场，伤病员身边无专业医护人员，甚至无人，伤病员只能进行自救或依靠"第一目击者"进行现场急救。

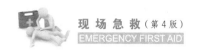

（四）条件简陋，须就地取材

现场急救通常是在缺医少药的情况下进行的，没有齐备的抢救器材、药品和转运工具。因此，急救人员要机动、灵活地在伤病员周围寻找代用品，通过就地取材来获得消毒液、绷带、夹板、担架等，否则，就会错过急救时机，使伤病员受到更大的伤害甚至产生不可挽回的后果。

二、现场急救的原则

现场急救的任务是采取及时、有效的急救措施和技术，最大限度地减轻伤病员的痛苦，降低致残率和致死率，为医院抢救打好基础。经过现场急救能存活的伤病员优先抢救，这是总的原则。在现场，急救人员还必须遵守以下原则。

（一）先复苏，后固定

遇到心搏、呼吸骤停且伴有骨折者，应首先采取心肺复苏术，直到心搏、呼吸恢复后再进行伤骨固定。

（二）先止血，后包扎

遇到大出血且有伤口者，首先立即用按压止血法、止血带止血法等方法进行止血，接着消毒伤口并进行包扎。

（三）先救重伤病员，后救轻伤病员

遇到垂危的和较轻的伤病员时，优先抢救伤病危重者，后抢救伤病较轻者。

（四）先急救，后转运

过去遇到伤病员，多数是先送后救，这样可能会错过最佳抢救时机，造成不应有的致残或死亡。现在应颠倒过来，先救后送。在送伤病员到医院的途中，急救人员不要停止实施抢救，应继续观察病情变化，少颠簸，快速、平安地到达目的地。

（五）急救与呼救并重

遇到急危重症伤病员时，必须同时进行急救与呼救。遇到成批伤病员时，应较快地争取到大量急救外援。大量外援到达后，应在意外事故现场指挥部的统一领导下，有计划、有组织地进行分类、抢救、转送伤病员等工作。

（六）对伤病员的心理关怀

由于突发疾病或意外伤害，伤病员往往没有足够的心理准备，会出现紧张、恐惧、焦虑、忧郁等各种心理反应。此时急救人员应保持镇静，因为紧张而有序的救护活动会使伤病员产生一种心理慰藉和信任。同时，急救人员应关怀、安慰伤病员，使其保持镇静，以积极的心态配合急救人员的救护工作。

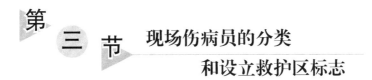

第三节 现场伤病员的分类和设立救护区标志

各种严重意外伤害或灾难性事故（如地震、水灾、火灾、战争、恐怖事件、爆炸或建筑物倒塌以及在高速公路上撞车、飞机失事等）发生时，一般总是伴随着批量伤病员的出现。伤病员的初期现场急救十分重要。急救人员必须充分发挥通信、运输、医疗等各种因素的功能与作用，重视伤后十分钟的"白金抢救时间"和一小时内的"黄金抢救时间"，使伤病员尽快获得最有效的救护，提高现场急救成功率，保护伤病员的生命安全。

一、现场伤病员分类的重要意义

现场伤病员分类的重要意义在于提高急救效率。疾病突发、意外伤害发生后，现场常会出现急救技术力量不足与需要抢救的伤病员较多的矛盾、现场急救后转送与运输的矛盾以及急救物资短缺与需求量大的矛盾。解决这些矛盾的办法就是做好伤病员的分类工作，按伤病员病情的轻重缓急，快速开辟"绿色生命安全通道"。这样可以保证将现场有限的人力、物力和时间用在抢救有存活希望者的身上，使急救和转运工作有条不紊地进行，从而提高伤病员的存活率，降低伤亡率和伤残率。

二、现场伤病员分类的要求

（1）分类工作应由经过训练、经验丰富、有组织能力的人员承担。
（2）分类工作是在特殊、困难且紧急的情况下边抢救边进行的。
（3）分类应按先危后重、先重后轻的原则进行。
（4）分类应快速、准确、无误。

三、现场伤病员分类的判断

在意外突发事件中，现场伤病员分类是以决定优先急救对象为前提的，首先根据意识、呼吸、心搏及总体情况四个方面来判断垂危伤病员的状况。正确判断伤病员生命状况，就是要用科学的方法观察最重要的生命体征的变化。如果轻重不分、主次不明，就

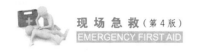

会耽误真正危重的伤病员。判定一个伤病员的情况只能在 1～2 分钟内完成（如何进一步判定伤势，请参照有关章节）。对伤病员进行简单分类有助于对伤病员做标记和采取有针对性的急救措施。

四、现场伤病员急救的标记

对现场伤病员做出分类判断后，一般采用分类卡进行标记。分类卡（包括颜色）由急救系统统一印制，背面注有简要病情，挂在伤病员左胸部的上衣上。如果没有现成的分类卡，可临时用硬纸片自制。各类伤病员的伤情程度及处理方式见表 1-3-1。

表 1-3-1 伤病员伤情程度及处理方式

类别	程度	标志	处理方式及伤情
一	危重伤，危及生命者	红色	立即处理：严重头部伤、大出血、昏迷、各类休克、严重挤压伤、内脏伤、张力性气胸、颌面部伤、颈部伤、大面积烧伤（>30%）
二	重伤，马上危及生命者	黄色	次优先处理：胸部伤、开放性骨折、长骨闭合性骨折、小面积烧伤（<30%）
三	轻伤，可行走者	绿色	延期处理：无上述情况的伤病员
四	致命伤	黑色	不处理：按有关规定对死者进行处理

五、现场急救区的划分

当现场有大批伤病员时，最简单、最有效的急救措施是按伤情分类划出四个区，分别用红、黄、绿、黑四色彩旗表示各自的急救区位置（图 1-3-1）。这对于混乱的救援现场意义非常重大，便于有条不紊地进行急救和转运伤病员。

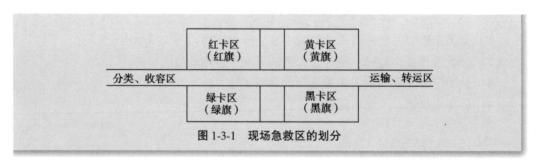

图 1-3-1 现场急救区的划分

六、伤病员的转送

伤病员的转送是指将伤病员经过现场初步急救后送到医疗技术条件较好的医院的过

程。搬运伤病员时，要根据具体情况选择合适的搬运方法和搬运工具，动作要轻巧、敏捷、协调。对于转运路途较远的伤病员，急救人员需要寻找合适的、轻便且震动较小的交通工具，在途中应密切观察其病情变化，必要时做急救处理。伤病员被送到医院后，陪送人应向医护人员交代病情，介绍急救处理经过，以便入院后的进一步处理。

（一）掌握转送医院的指征

有下列情况之一的伤病员应该转送：在转送途中没有生命危险；应当实施的急救处置已全部完成；伤情有变化，已经处置；骨折已固定。

（二）对暂缓转送的伤病员要及时救治

急救人员对暂缓转送的伤病员要进行基本生命支持，必要时要进行高级生命支持。有下列情况之一的暂缓转送：休克症状未纠正，病情不稳定；颅脑伤疑有颅内高压，可能有脑疝；颈髓伤并有呼吸功能障碍；胸、腹伤后病情不稳定；骨折固定不确定或未经妥善处理者。

七、复合伤伤病员现场急救的原则

复合伤是指由两种或两种以上的致伤因素造成解剖部位或脏器受伤，且有一处危及生命的损伤，如热压伤、烧冲伤等。直接危及伤病员生命的伤病应优先处理。其急救顺序一般为胸部外伤—颅脑损伤—腹部外伤—脊柱、四肢损伤等。急救原则如下：
（1）准确判断伤情。
（2）迅速、安全地使伤病员离开危险环境。
（3）发现伤病员心搏和呼吸骤停时，立即施行心肺复苏术。
（4）及时处理胸部重伤。对多根多处肋骨骨折形成连枷胸者，立即予以加压包扎；对开放性气胸者，应用大块敷料密封胸壁创口；对张力性气胸者，用注射器排气。
（5）对脊柱损伤者，应将其置于硬质平整的担架上，并连同担架一并固定。
（6）对有大出血者，应立即止血。

第四节 应急救援系统简介

应急救援系统是国家防灾减灾大系统的重要组成部分。应急救援系统由中央与省（自治区、直辖市）指挥系统、县市急救网络、群众性急救和医院专业急救组成。

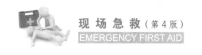

一、应急救援指挥系统

国家卫生健康委员会突发公共卫生事件应急指挥中心的主要职责是拟订卫生应急和紧急医学救援政策、制度、规划、预案和规范措施，指导全国卫生应急体系和能力建设，指导、协调突发公共卫生事件的预防准备、监测预警、处置救援、总结评估等工作，协调指导突发公共卫生事件和其他突发事件预防控制和紧急医学救援工作，组织实施对突发急性传染病防控和应急措施，对重大灾害、恐怖事件、中毒事件及核事故、辐射事故等组织实施紧急医学救援，发布突发公共卫生事件应急处置信息。

根据我国《突发公共卫生事件应急条例》要求，为了有效预防、及时控制和消除突发公共卫生事件的危害，保障公众身体健康与生命安全，维护正常的社会秩序，当重大突发事件发生时，国务院设立全国突发事件应急处理指挥部，由国务院有关部门和军队有关部门组成，国务院主管领导人担任总指挥，负责对全国突发事件应急处理的统一领导、统一指挥。国务院卫生行政主管部门和其他有关部门在各自的职责范围内做好突发事件应急处理的有关工作。突发事件发生后，省、自治区、直辖市人民政府成立地方突发事件应急处理指挥部，由省、自治区、直辖市人民政府主要领导人担任总指挥，负责领导、指挥本行政区域内突发事件应急处理工作。县级以上地方人民政府卫生行政主管部门具体负责组织突发事件的调查、控制和医疗救治工作。县级以上地方人民政府有关部门在各自的职责范围内做好突发事件应急处理的有关工作。突发事件应急处理工作应当遵循预防为主、常备不懈的方针，贯彻统一领导、分级负责、反应及时、措施果断、依靠科学、加强合作的原则。

二、县市急救网络

县市的卫生行政部门应将所辖范围内的医疗卫生部门、机关、学校、工厂、农村的医务人员以及群众性自救组织组成一个有机的急救网络。一般以城市5千米、农村10千米范围进行划片定点，选定医疗单位负责培训、监督，互相支援，做到有灾害性伤病时及时进行急救。

三、群众性急救知识的普及教育

抢救伤病员关键的第一步是做好现场急救。为了克服院外急救人力、物力缺乏的弱点，使伤病员在到达医院就诊前就得到妥善处理，普及急救知识、提高群众的急救水平是当务之急。有关部门可以通过现场急救教育来普及急救知识。

急救指挥系统从中央到地方，是统一规划、统一建设、统一架构、统一指挥的系统。群众急救知识普及化、县市急救网络化和医院急救专业化是急救指挥系统的核心、基础和支柱。

第二章

02

正常人体
解剖生理概要

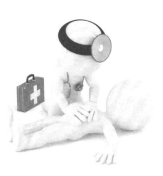

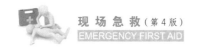

本章主要介绍与现场急救有关的人体形态结构和生理功能知识要点，特别要求掌握一些人体体表标志，以便在现场急救实践中进行定点、定位。

第一节　概　述

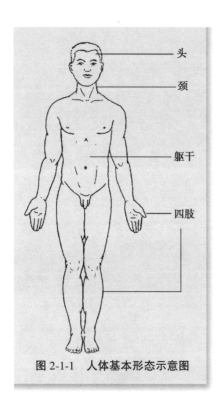

图 2-1-1　人体基本形态示意图

一、人体基本形态构成和体表主要标志

整个人体分头、颈、躯干和四肢四部分（图 2-1-1）。

（一）头部

头部由颅和面部两部分组成。颅内包含脑，面部有眼、耳、鼻、舌等特殊感觉器官。五官是头部的体表标志。口、鼻是呼吸系统和消化系统的起始部。

（二）颈部

颈部介于头部、胸部和上肢之间，把头和躯干连接起来。颈椎起支撑作用。颈部有呼吸道和消化道的颈段及其两侧的大血管、神经和淋巴结等。

颈部主要体表标志有胸骨上窝、锁骨上窝、胸锁乳突肌、颈总动脉、喉结（图 2-1-2）。

（三）躯干部

膈将躯干部分为上、下两部分，上面为胸部，下面为腹部。（图 2-1-3）

1. 胸部

胸部由胸壁和由胸壁来保护的内脏、神经、血管等组成。胸壁和膈共同围成胸腔。胸壁的骨骼由后方的胸椎、两侧的肋和前方的胸骨借骨连结构成骨性胸

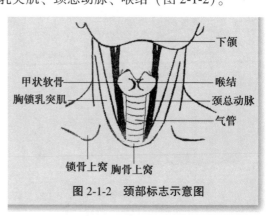

图 2-1-2　颈部标志示意图

廓，肋间肌充填于肋间隙内。胸廓下口有穹隆形的膈肌附着，将胸腔和腹腔分开。胸腔由纵隔分隔成左、右胸腔，分别充满由胸膜包裹着的左、右肺。介于左、右纵隔胸膜之间的所有器官、结构总称为纵隔，包括心包、心脏、出入心脏的大血管，以及进入和通过胸腔的结构，如气管和支气管、食管、神经和胸导管等。

胸部常用的体表标志有锁骨、第7颈椎、剑突、肋弓、肋弓角、乳头、胸骨上窝、锁骨上窝（左、右）、锁骨下窝（左、右）、腋窝（左、右）。

2. 腹部

腹部包括腹壁、腹腔和腹腔器官。腹腔的顶为膈所封闭，借之与胸腔分隔，经骨盆入口下续盆腔。腹腔器官包括消化器官的大部、部分泌尿器官及脾等。由于膈穹向胸腔膨隆，所以一些腹腔器

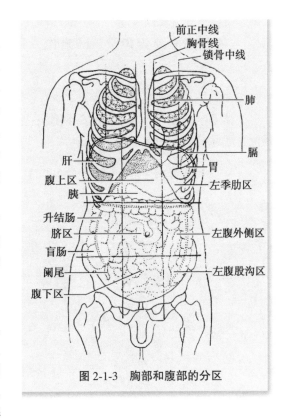

图 2-1-3　胸部和腹部的分区

官（如肝、胃、肾等）的上部与胸部相重叠。另外，一些器官（如小肠、乙状结肠）部分经骨盆上口落入盆腔中。

为了便于描述腹腔脏器的位置和进行体表触摸，我们常将腹部以两条水平线和两条垂直线为界划分为九个区。上水平线为通过两侧肋弓最低点的连线，下水平线为通过两侧髂嵴最高点的连线。两条垂直线分别通过两侧腹股沟韧带的中点。九个区的名称是腹上区和左、右季肋区，脐区（腹中区）和左、右腹外侧区，腹下区（耻区）和左、右腹股沟区。各区有相对固定的器官。

腹部常用的体表标志有肋弓下缘、胸骨剑突、上腹陷窝、腹中线、脐、髂前上棘、腹股沟韧带。

（四）四肢

四肢包括上肢和下肢各一对。

上肢可分为肩部、臂部、前臂部和手部，借上肢带连于躯干。

下肢可分为臀部、股部、小腿部和足部，借下肢带连于躯干。

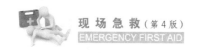

二、人体解剖学姿势和常用的方位术语

（一）人体解剖学姿势

人体解剖学姿势即身体直立、两眼平视前方、双足并拢、足尖朝前、上肢垂于躯干两侧、手掌朝向前方（拇指在外侧）。

（二）人体解剖学轴和面的方位术语

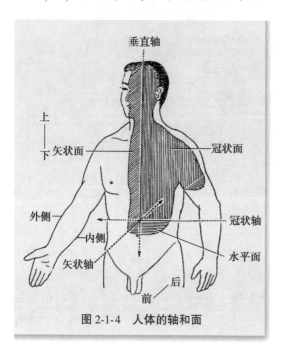

图 2-1-4　人体的轴和面

轴：以人体解剖学姿势为准，可为人体设 3 根互相垂直的轴。矢状轴为前后方向的水平线；冠状轴为左右方向的水平线；垂直轴为上下方向与水平线互相垂直的垂线。（图 2-1-4）

面：按照轴线可将人体或器官切成不同的切面，以便从不同角度观察某些结构。矢状面是沿矢状轴方向所做的切面，它是将人体分为左、右两部分的纵切面。该切面如果恰好通过人体的正中线，则叫作正中矢状面。冠状面是沿冠状轴方向所做的切面，它是将人体分为前、后两部分的纵切面。水平面或横切面为沿水平线所做的横切面，它将人体分为上、下两部分，与上述两个纵切面相垂直。（图 2-1-4）

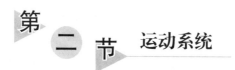

第 二 节　运动系统

运动系统由骨、骨连结（如关节）和骨骼肌组成。骨以不动、微动或可动的骨连结构成骨骼，是形成人体体形的基础，并为肌肉提供附着点。

运动系统的首要功能是运动功能。肌肉是运动系统的主要动力装置。骨所起的作用是杠杆作用。骨连结是运动的枢纽。在神经支配下，肌肉收缩，牵拉其所附着的骨，以关节为枢纽，产生动作。运动系统的第二个功能是支持功能，包括构成人体体形、支撑

体重和内部器官以及维持体姿。运动系统的第三个功能是保护功能。人的躯干形成了几个体腔。颅腔椎管保护和支持着脑、脊髓和感觉器官，胸腔保护和支持着心、大血管、肺等重要脏器，腹腔和盆腔则保护和支持着消化、泌尿、生殖系统的众多脏器。

一、骨

骨由骨膜、骨质、骨髓以及神经、血管构成。骨既坚硬又有一定的弹性，按其形态和功能特点可概括为长骨、短骨、扁骨及不规则骨4种。成人骨共有206块，依其所在部位可分为颅骨（29块）、躯干骨（51块）和四肢骨（126块）。骨的主要名称见图 2-2-1。

二、骨连结

人体骨和骨之间借助软骨或骨、结缔组织连接起来。骨连结从连结形式上可分为直接连结和间接连结（又称关节）两种。以下主要介绍关节。

构成关节的两块骨相对的骨面上，被覆以关节软骨，形成关节面。周围包以由结缔组织组成的被囊，即关节囊。囊腔内含有少量滑液。关节还有一些辅助结构，如韧带、关节盘（如膝关节内的半月板）、关节唇、滑膜襞等（图 2-2-2）。

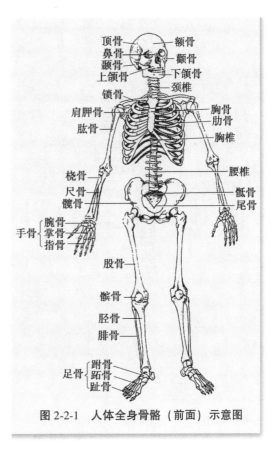

图 2-2-1　人体全身骨骼（前面）示意图

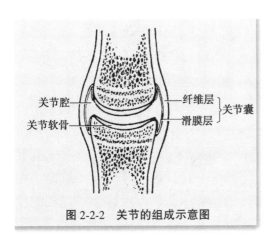

图 2-2-2　关节的组成示意图

三、骨骼肌

运动系统的肌肉由于大多附着于骨，故名骨骼肌。每块骨骼肌都具有一定的形态、结构和功能，有丰富的血管、淋巴分布其内，在躯体神经支配下收缩或舒张，进行随意运动。骨骼肌内还有感受本身体位和状态的感受器，不断将冲动传向中枢，反射性地保持肌肉的紧张度，以维持体姿和运动的协调。骨骼肌的形态各异，有长肌、短肌、阔肌、轮匝肌等基本类型。一块典型的骨骼肌可分为中间部的肌腹和两端的肌腱。人体全身骨骼肌的主要名称见图 2-2-3。

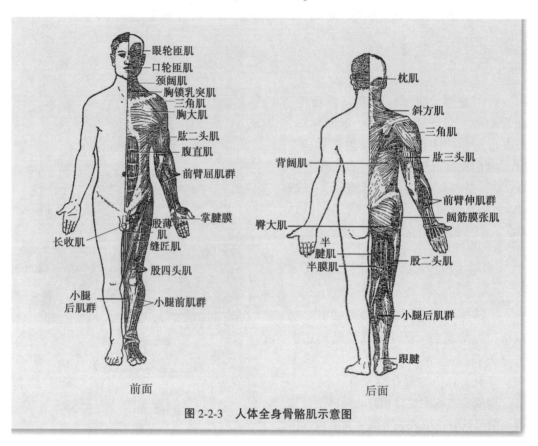

图 2-2-3　人体全身骨骼肌示意图

四、颅骨及其骨连结

颅骨是头部的支架，由 29 块骨组成，可分为脑颅和面颅。脑颅位于全颅的后上部，前下部为面颅。颅骨连结的特点是多块形状不一、大小不等的颅骨以直接连结的形式结合在一起，形成颅腔，容纳脑。只有下颌骨与颞骨之间形成活动的颞下颌关节。

头部可触及的主要骨性体表标志有乳突、枕外隆凸、下颌角、下颌关节、眶上切迹等。

五、躯干骨及其骨连结

躯干骨包括 24 块椎骨、1 块骶骨、1 块尾骨、1 块胸骨和 12 对肋骨，参与脊柱和骨性胸廓的构成，组成脊柱和胸廓两个部分。

（一）脊柱

脊柱位于背部正中，上端接颅骨，下端达尾骨尖，分颈、胸、腰、骶及尾五段。它们借韧带、软骨和关节连接成完整的脊柱。

脊柱由 24 块椎骨、1 块骶骨和 1 块尾骨借椎间盘、椎间关节及许多韧带连接而成，既坚固又柔韧。从脊柱整体的侧面观，可见四个生理弯曲，即颈曲、胸曲、腰曲和骶曲（图 2-2-4）。脊柱内的椎管上通颅腔，下达骶管裂孔，周围除椎间孔外均被韧带封闭，椎管内容纳脊髓。脊柱除具有支持和保护功能外，还有灵活的运动功能。其运动方式包括屈伸、侧屈、旋转和环转等。

（二）胸廓

骨性胸廓由 12 块胸椎、12 对肋骨和 1 块胸骨借关节、软骨连接而成，

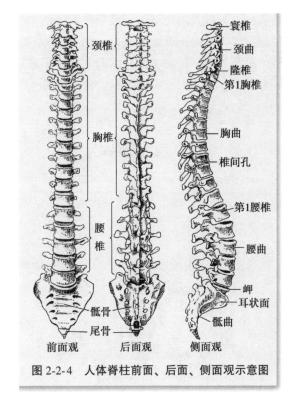

图 2-2-4 人体脊柱前面、后面、侧面观示意图

是胸腔壁的支架，并参与呼吸运动。成人胸廓的形态为前后较扁、前壁短、后壁长的圆锥形的骨笼。胸廓上口有气管、食管及头颈和上肢的大血管等通过，胸廓下口由膈肌封闭。食管和大血管等穿经膈的裂孔走行。

六、上肢骨及其连结

上肢骨包括上肢带骨和自由上肢骨两个部分。前者有锁骨和肩胛骨；后者包括臂部的肱骨，前臂部并列的尺骨、桡骨，以及手部的 8 块腕骨、5 块掌骨和 14 块指骨。上肢骨的连结包括上肢带骨的连结和自由上肢骨的连结。上肢带骨中，锁骨的内侧端与胸骨连结形成胸锁关节，而肩胛骨只由肌肉将之附于躯干骨上。自由上肢骨的连结主要包括肩关节、肘关节、腕及手部的关节。上肢的主要骨性标志有肱骨内、外髁，以及鹰嘴、尺骨头、尺骨茎突、桡骨茎突等。

七、下肢骨、骨盆及其连结

下肢骨包括下肢带骨和自由下肢骨两个部分。下肢带骨即髋骨。自由下肢骨包括大

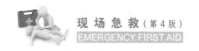

腿部的股骨、髌骨，小腿部的胫骨、腓骨，以及足部的 7 块跗骨、5 块跖骨和 14 块趾骨。骨盆由骶骨、尾骨和左右髋骨及其韧带连接而成。下肢骨的连结包括下肢带骨的连结和自由下肢骨的连结。下肢带骨的连结包括骶髂关节、耻骨联合、髋骨与脊柱间的韧带连结等。自由下肢骨的连结主要有髋关节、膝关节、胫腓关节、踝关节、跗骨间关节、跗跖关节、跖趾关节及趾间关节。下肢可触摸的主要骨性标志有髂嵴、坐骨结节、耻骨联合、髌骨、股骨髁、胫骨髁、腓骨头、内踝和外踝、跟骨等。

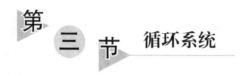

第三节　循环系统

循环系统是一个完整的循环管道，由心脏和血管组成。（图 2-3-1）它以心脏为中心，通过血管与全身各器官、组织相连，血液在其中循环流动。其主要功能是将机体从外界摄取的氧气和营养物质送到全身各部，供给组织进行新陈代谢，同时把全身各部组织的代谢产物，如二氧化碳、尿素等，分别运送到肺、肾和皮肤等处排出体外，从而维持人体的新陈代谢和内环境的稳定。

一、心脏

心脏位于胸腔的纵隔内、膈肌中心腱的上方，夹在两侧胸膜囊之间。其所在位置相当于第2—6肋软骨或第5—8胸椎之间的范围。整个心脏的 2/3 位于身体正中线的左侧。

心脏的外形略呈倒置的圆锥形，约相当于本人的拳头大小。心尖朝向左前下方，心底朝向右

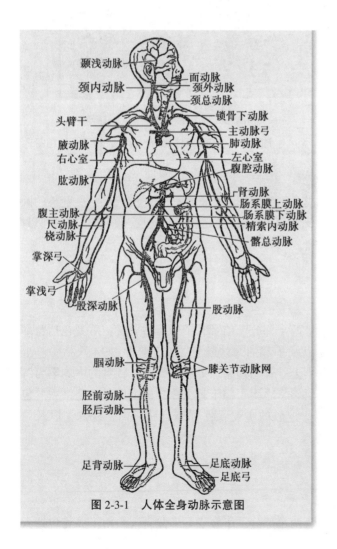

图 2-3-1　人体全身动脉示意图

后上方。心底部自右向左有上腔静脉、肺动脉和主动脉与之相连。心脏内腔被完整的心中隔分为互不相通的左、右两半。左、右心各有一个房室口，将心脏分为上方的心房和下方的心室。因此心脏被分为右心房、右心室、左心房和左心室四个部分。分隔左、右心房的隔叫房间隔，分隔左、右心室的隔叫室间隔。右心房、右心室内容纳静脉性血液，左心房、左心室内容纳动脉性血液。心脏内静脉血与动脉血完全分流。右房室口处生有三尖瓣，肺动脉口的周缘附有肺动脉瓣。左房室口处生有二尖瓣，主动脉口的周缘附有主动脉瓣。房室口和动脉口的瓣膜是保证心腔内血液定向流动的装置。心脏是肌性空腔器官。心肌具有收缩和舒张的能力，以推动血液在心脏内定向流动。（图2-3-2）

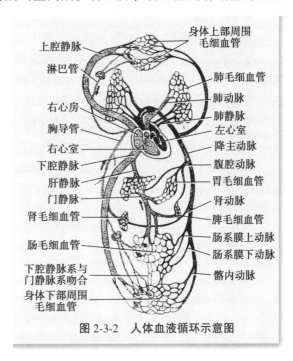

图 2-3-2　人体血液循环示意图

此外，下列结构对保证心脏正常活动也具有重要作用。① 心脏传导系统：它是由特殊的心肌纤维构成的，能产生并传导冲动，使心房肌和心室肌协调、规律地进行收缩和舒张，从而维持心脏收缩和舒张的正常节律。② 心脏的血管：心脏的动脉为发自升主动脉的左、右冠状动脉。其发出的分支供应心脏本身营养所需。静脉最终汇集成冠状静脉窦开口于右心房。供给心脏本身的血液循环叫冠状循环（图2-3-3）。由冠状动脉粥样硬化所引起的心脏病被称为冠状动脉粥样硬化性心脏病，简称冠心病。

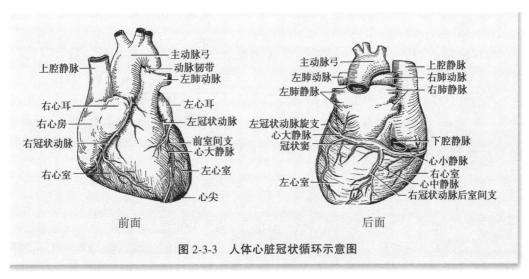

图 2-3-3　人体心脏冠状循环示意图

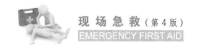

二、血管的分类和功能

血管系由起始于心室的动脉系和回流于心房的静脉系以及连接于动、静脉之间的网状毛细血管组成。

动脉是由心室发出的血管，它在行程中不断分支，形成大、中、小动脉。大动脉富含弹力纤维。当心脏收缩射血时，大动脉管壁扩张；当心室舒张时，管壁弹性回缩，继续推动血液。中、小动脉（特别是小动脉）的平滑肌较发达，在神经支配下收缩和舒张，以维持和调节血压以及调节其分布区域的血流量。

静脉是引导血液回心的血管。小静脉起始于毛细血管网，在行程中逐渐汇成中静脉、大静脉，最后开口于心房。深静脉多与同名动脉伴行，浅静脉走行于皮下组织中。

毛细血管是连接于动、静脉之间的极细微的血管网，管壁菲薄，主要由一层内皮细胞构成，具有一定的通透性。血液在毛细血管网中流速缓慢，有利于组织细胞和血液间的物质交换。

三、大循环及小循环

血液由心室射出，经动脉、毛细血管、静脉再回流入心房，循环不已。根据循环途径的不同，血液循环可分为大（体）循环和小（肺）循环。大循环起始于左心室。左心室收缩时，富含氧气和营养物质的动脉血被泵入主动脉，经各级动脉分支到达全身各部组织的毛细血管，与组织细胞进行物质交换，即血中的氧气和营养物质被组织细胞吸收，组织细胞的代谢产物和二氧化碳等进入血液，形成静脉血。静脉血再经各级静脉，最后汇入上、下腔静脉，注入右心房。小循环则起始于右心室。右心室收缩时，大循环回流的静脉血被泵入肺动脉，经肺动脉的各级分支到达肺泡周围的毛细血管网，通过毛细血管壁和肺泡壁与肺泡内的空气进行气体交换，即排出二氧化碳，摄入氧气，变为富含氧气的动脉血，再经肺静脉回流入左心房。

血液循环的过程：右心房—右房室口（三尖瓣开放）—右心室—肺动脉口（肺动脉瓣开放）—肺动脉—肺（经肺泡壁周围的毛细血管进行气体交换）—肺静脉—左心房—左房室口（二尖瓣开放）—左心室—主动脉口（主动脉瓣开放）—主动脉（通过各级动脉分布至全身）—毛细血管（物质交换）—各级静脉—上、下腔静脉—右心房。

四、头颈部及四肢血管走行

（一）头颈部的动脉

头颈部的动脉主要来源于颈总动脉。颈总动脉沿气管和食管的外侧上升，至甲状软骨上缘平面分为颈内动脉和颈外动脉两支。颈内动脉经颅底的颈动脉管入颅。颈外动脉沿途分支有面动脉、枕动脉等，最后上行至下颌颈处分为颞浅动脉和上颌动脉两个终支。

（二）上肢的动脉

上肢动脉的主干是锁骨下动脉。锁骨下动脉经胸廓上口进入颈根部，越过第1肋，续于腋动脉。腋动脉穿行于腋窝，移行于肱动脉。肱动脉沿上臂内侧下行，至肘关节前面，分为桡动脉和尺动脉。桡动脉和尺动脉分别沿前臂的桡侧和尺侧下降至手掌。两支动脉的末端和分支在手掌吻合，形成双层的动脉弓，即掌浅弓和掌深弓，再由动脉弓分支为指侧固有动脉和掌心动脉。

（三）髂外动脉和下肢的动脉

股动脉在腹股沟韧带中点由髂外动脉延续向下，经股前部下行，在股下部穿向后，行至腘窝，移行为腘动脉。腘动脉在腘窝深部下行，在膝关节下方分为胫后动脉和胫前动脉。胫后动脉沿小腿后部深层下行，经内踝后方至足底分为足底内侧动脉和足底外侧动脉。胫前动脉起始后经胫腓骨之间穿行向前，至小腿前部下行，越过踝关节前面至足背，移行为足背动脉。足背动脉行至足底与足底外侧动脉吻合形成足底动脉弓。

五、血液及血液凝固

血液是一种流体组织，充满于心血管系统中，在心脏的推动下不断循环流动。血液分为动脉血和静脉血。动脉血携带氧气和营养物质，呈鲜红色；静脉血含大量二氧化碳，呈暗红色。正常成年人的血液总量约相当于体质量的8%，或相当于每千克体质量80毫升。骨髓、淋巴是人体的造血"工厂"。流经体内任何器官的血流量不足，均可能造成严重的组织损伤。人体大量失血或血液循环严重障碍，将危及生命。

血液由血浆和血细胞组成。血浆主要含水分及少量蛋白质和低分子物质。血细胞包括红细胞、白细胞和血小板。红细胞在血液的气体运输中有极重要的作用。白细胞的主要功能是抗炎、抗感染及发挥免疫功能的作用。血小板有促使血液凝固和维护血管壁完整性的功能。

血液离开血管数分钟后，就由流动的溶胶状态变成不能流动的胶冻状凝块。这一过程被称为血液凝固。生理止血过程包括三个功能活动：第一个是血管受伤后立即收缩，若破损不大，可立即封闭。第二个是血管内膜损伤，激活血小板和血浆中的凝血系统。血小板聚集成团，成为一个松软的止血栓，以填塞伤口。第三个是局部血液纤维蛋白原形成纤维素，与血小板一道构成牢固的止血栓，可有效地制止出血。

六、血压、心率、脉搏

血压是指血管内的血液对于单位面积血管壁的侧压力。心室收缩时将血液射入动脉，通过血液对动脉管壁产生侧压力，使管壁扩张，并形成动脉血压。心室舒张不射血时，扩张的动脉管壁发生弹性回缩，使动脉内保持一定的压力，从而继续推动血液前进。因此，心室收缩时，动脉血压升高，它所达到的最高值为收缩压；心室舒张时，动脉血压下降，它所达到的最低值为舒张压。收缩压与舒张压之差为脉压。动脉血压通常在上臂部测量。正常成年人收缩压为 90～140 毫米汞柱，舒张压为 60～90 毫米汞柱，脉压为 30～50 毫米汞柱。足够的循环血量是形成血压的前提。心室收缩力和外周阻力是形成血压的基本因素，而大动脉管壁的弹性是维持舒张压的重要因素。

健康成年人在安静状态下，心率正常范围为 60～100 次/分。动脉有节律的搏动，称为脉搏。脉搏很容易在颈部的颈总动脉、腹股沟处的股动脉或手腕掌面外侧的桡动脉上摸到。如果心跳停止，脉搏就会消失。

第四节　呼吸系统

机体与外界环境之间的气体交换过程被称为呼吸。通过呼吸，机体从大气中摄取新陈代谢所需要的氧气，排出所产生的二氧化碳，因此，呼吸是维持机体新陈代谢和其他功能活动所必需的基本生理过程之一。一旦呼吸停止，生命就将终止。

一、呼吸系统的解剖结构

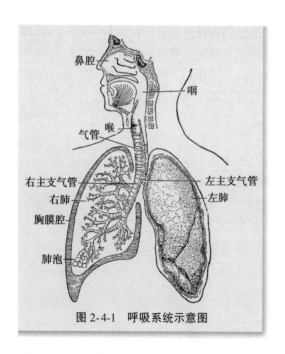

图 2-4-1　呼吸系统示意图

呼吸系统执行机体与外界进行气体交换的功能，由呼吸道和肺两部分组成（图 2-4-1）。

呼吸道包括鼻腔、咽、喉、气管和支气管。临床上将鼻腔、咽、喉称为上呼吸道，将气管和支气管称为下呼吸道。肺是进行气体交换的器官，位于胸腔内纵隔的两侧，左、右各一。肺的主要结构为支气管各级分支、肺泡及结缔组织。血管、淋巴管、神经等随支气管的分支分布在结缔组织内。正常成年人的肺约有 3 亿个肺泡，总扩散面积约 70 平方米。肺泡之间的间质内含有丰富的毛细血管网，是血液和肺泡进行气体交换的场所。空气进入肺泡后，在此处与肺泡周围毛细血管内的血液进行气体交换。空气中的氧气被吸入后，透过肺泡进入毛细血管，通过血液循环，被输送到全身各个器官组织，供给各器官新陈代谢所需。各器官组织代谢产生的二氧化碳再经过血液循环被运送到肺，然后经呼吸道被排出体外。

二、胸膜和胸膜腔

胸膜是一层光滑的浆膜，分别被覆于左右肺的表面、胸廓内表面、膈上面和纵隔外侧面。脏胸膜和壁胸膜在肺根处互相延续，形成左、右侧两个完全封闭的胸膜腔。腔内含少量浆液，其内压低于大气压（负压）。腔内负压和浆液吸附使脏、壁胸膜紧紧贴在一起，所以胸膜腔实际上只是一个潜在性腔。外界气体一旦进入胸膜腔使脏、壁胸膜分开，形成气胸，就会影响心肺功能（图2-4-2）。

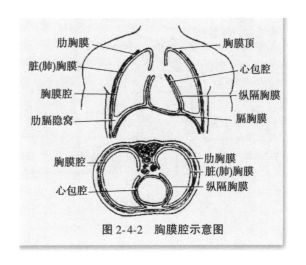

图 2-4-2　胸膜腔示意图

三、呼吸的生理功能

正常成年人的呼吸频率为 16 ~ 20 次/分。潮气量是指每次呼吸时吸入或呼出的气体量。平静呼吸时，潮气量为 500 毫升（400 ~ 600 毫升）；运动时，潮气量将增大。肺活量是指最大吸气后，从肺内所能呼出的最大气体量。肺活量有较大的个体差异，与身材、性别、年龄、呼吸肌强弱等有关。正常成年男性的肺活量平均约为 3 500 毫升，女性的肺活量平均约为 2 500 毫升。

第五节　消化系统

人体消化系统由消化管和消化腺两大部分组成（图2-5-1）。消化管是一条自口腔延至肛门的很长的肌性管道，包括口腔、咽、食管、胃、小肠（十二指肠、空肠、回肠）和大肠（盲肠、结肠、直肠）等。消化腺有小消化腺和大消化腺两种。小消化腺散在消化管各部的管壁内。大消化腺包括 3 对唾液腺（腮腺、下颌下腺、舌下腺）、肝

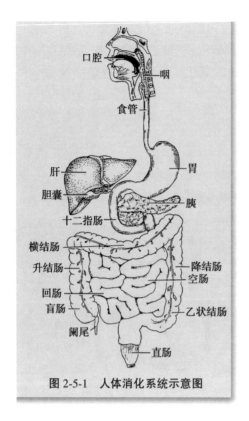

图 2-5-1　人体消化系统示意图

和胰，它们均借导管将分泌物排入消化管内。

一、腹部分区及解剖结构

人体腹部以两条水平线和两条垂直线为界划分为九个区。各区有相对固定的器官。

右上腹部（右季肋区）主要有肝右叶、胆囊、结肠肝曲、右肾、右肾上腺等。

上腹部（腹上区）主要有肝左叶、胃、十二指肠、横结肠、大网膜、胰头和胰体、腹主动脉。

左上腹部（左季肋区）主要有胃、脾、结肠脾曲、胰尾、左肾、左肾上腺。

右侧腹部（右腹外侧区）主要有升结肠、空肠、右肾。

中腹部（脐区）主要有横结肠、十二指肠下部、空肠和回肠、腹主动脉、输尿管、大网膜、肠系膜、淋巴结等。

左侧腹部（左腹外侧区）主要有降结肠、空肠和回肠、左肾。

右下腹部（右腹股沟区）主要有盲肠、阑尾、回肠下端、淋巴结、女性的右侧卵巢及输卵管、男性的右侧精索。

下腹部（耻区）主要有回肠、输尿管、充盈的膀胱、乙状结肠、增大的子宫。

左下腹部（左腹股沟区）主要有乙状结肠、淋巴结、女性的左侧卵巢及输卵管、男性的左侧精索。

二、消化系统的生理功能

消化系统的主要功能是消化食物与吸收养料、水分和无机盐，并排出残渣（粪便）。消化过程包括物理性消化和化学性消化。物理性消化是指通过消化管对食物的机械作用（包括咀嚼、吞咽和各种形式的蠕动）来磨碎食物，使消化液与食物充分混合，并推动食团或食糜下移等。化学性消化是指由消化腺所分泌的消化液对食物进行化学分解，如将蛋白质分解为氨基酸，将淀粉分解为葡萄糖，将脂肪分解为脂肪酸和甘油。分解后的营养物质被小肠吸收后进入血液和淋巴，残渣则通过大肠排出体外。此外，口腔、咽等还与呼吸、发音和语言活动有关。

第 六 节 神经系统

人体神经系统由中枢神经系统（脑和脊髓）以及与其相连的周围神经系统（脑神经和脊神经）组成（图2-6-1）。

神经系统借助感受器接收内、外环境中的各种刺激，经传入神经将刺激传至脑和脊髓的各级中枢，在此对刺激进行整合后再经传出神经将刺激传至各效应器，使效应器发生适当的反应。神经系统一方面调节和控制体内各系统与器官的功能活动，使机体成为一个统一的整体；另一方面调整机体功能活动，使之与不断变化的外界环境相适应。因此，神经系统是机体的主导系统。在长期进化发展过程中，人类的大脑皮质高度发展，而人脑作为高级神经活动（思维和意识）的器官，反过来又进一步推动了劳动和语言的发展。这样，人类就远远超越了一般动物，不仅能适应和认识世界，而且能主观能动地改造世界，使自然界为人类服务。

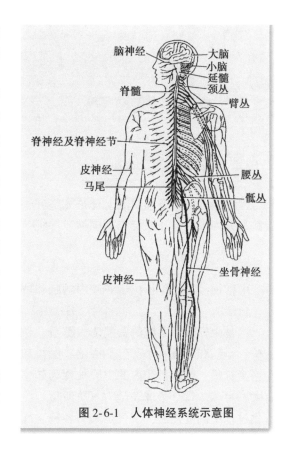

图 2-6-1 人体神经系统示意图

一、神经系统的基本结构

神经系统的基本结构单位是神经细胞和神经胶质细胞。根据神经细胞的不同功能，神经细胞可分为感觉神经细胞、运动神经细胞和联络神经细胞。感觉神经细胞接受内、外环境的各种刺激，通过周围神经将刺激传递到脑和脊髓的各级中枢进行整合，再由运动神经细胞将冲动从中枢传至肌肉或腺体等效应器，以维持机体与内、外环境的相对平衡。联络神经细胞是位于感觉神经细胞和运动神经细胞之间的神经细胞，起联络、整合等作用。神经胶质细胞对神经细胞起着支持、绝缘、营养和保护等作用，并参与构成血脑屏障。

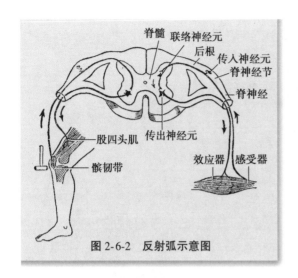

图 2-6-2　反射弧示意图

二、神经系统的基本活动方式

神经系统在调节机体的活动中，对内、外环境的刺激所做出的适当反应，叫作反射。反射是神经系统的基本活动方式。

反射活动的形态学基础是反射弧。反射弧包括感受器、感觉神经、中枢、运动神经、效应器（肌肉、腺体）五个部分（图 2-6-2）。只有在反射弧完整的情况下，反射活动才能完成。

三、神经系统的组成

神经系统在形态和功能上都是完整的、不可分割的整体。为了学习方便，神经系统通常被分为中枢神经系统和周围神经系统。

（一）中枢神经系统

中枢神经系统包括位于颅腔内的脑和位于椎管内的脊髓。

1. 脑

脑是中枢神经系统的头端膨大部分，位于颅腔内。人脑可分为端脑、间脑、中脑、脑桥、小脑和延髓六个部分。中脑、脑桥和延髓通常被合称为脑干。延髓向下经枕骨大孔连接脊髓。脑和脊髓内的空腔被称为脑室及蛛网膜下腔，内含脑脊液。端脑包括左、右大脑半球。每个半球表层为灰质所覆。此灰质就叫大脑皮质。人类的大脑皮质在长期进化过程中高度发展，不仅是人类各种功能活动的高级中枢，还是人类思维和意识活动的物质基础。

2. 脊髓

脊髓是呈前后扁的圆柱体，位于椎管内，上端在平齐枕骨大孔处与延髓相续，下端终于第 1 腰椎下缘水平位。脊髓前、后两侧发出并形成脊神经的前根和后根。前、后根在椎间孔处合并形成脊神经。脊髓以每对脊神经根出入范围为界，被划分为 31 个节段，包括颈髓 8 节、胸髓 12 节、腰髓 5 节、骶髓 5 节、尾髓 1 节。

（二）周围神经系统

周围神经系统联络于中枢神经和其他各系统器官之间，包括与脑相连的脑神经和与脊髓相连的脊神经。按其所支配的周围器官的性质不同可分为分布于体表和骨骼肌的躯体神经系统和分布于内脏、心血管和腺体的内脏神经系统。

1. 脊神经

脊神经共有 31 对，包括 8 对颈神经、12 对胸神经、5 对腰神经、5 对骶神经、1 对尾神经。脊神经由与脊髓相连的前根和后根在椎间孔合并而成。前根属运动性神经，后根属感觉性神经。

脊神经出椎间孔后主要分成前支和后支。后支分布于颈、背和腰骶部的肌肉和皮肤，前支分布于躯干前部、外侧部和四肢的皮肤及肌肉。胸神经前支保持着明显的节段性，其余脊神经的前支则交织成神经丛。该神经丛包括颈丛、臂丛、腰丛和骶丛，发出分支，分别感觉和支配颈部、躯干及四肢相应的部位。

2. 脑神经

脑神经与脑相连，自颅腔穿过颅底的孔、裂、管出颅，共有 12 对。其名称分别为嗅神经（Ⅰ）、视神经（Ⅱ）、动眼神经（Ⅲ）、滑车神经（Ⅳ）、三叉神经（Ⅴ）、展神经（Ⅵ）、面神经（Ⅶ）、前庭蜗神经（Ⅷ）、舌咽神经（Ⅸ）、迷走神经（Ⅹ）、副神经（Ⅺ）及舌下神经（Ⅻ）。脑神经主要分布于头面部，其中第Ⅹ对迷走神经还分布于胸、腹脏器，分别感觉和支配头颅及内脏相应的部位。

3. 内脏神经

内脏神经也含有感觉神经和运动神经，主要分布于心血管及胸、腹、盆腔内的脏器。

四、神经系统的功能特点

人体是一个极为复杂的有机体。各器官、系统的功能不是孤立的，它们之间互相联系、互相制约。同时，人体生活在经常变化的环境中，环境的变化则随时影响着体内的各种功能。这就需要对体内功能不断地进行迅速而完善的调节，使机体适应内外环境的变化。行使这一调节功能的系统主要是神经系统。

人体各器官、系统的功能都直接或间接处于神经系统的调节控制之下。痛觉、温度觉、触觉等传入冲动由脊髓上传到大脑，经大脑皮质分析综合，再经传出神经到达效应器，使效应器产生相应的活动。延脑和脑桥中有许多重要的神经中枢，如心血管中枢、呼吸中枢，行使调节心血管、呼吸等生理功能。这些中枢如受损伤，则可危及生命。下丘脑是调节内脏活动的中枢，如摄食、饮水、体温、内分泌等活动都受下丘脑的调节。小脑与躯体运动的反射调节有密切关系，如姿势平衡、动作协调等。大脑是意识、思维、运动和感觉的最高中枢，对全身有精细的调节作用，还有学习、记忆、表达、识字、读图等高级功能。

第七节 感觉器官

一、眼的解剖及生理

人眼由眼周结构和眼球组成。

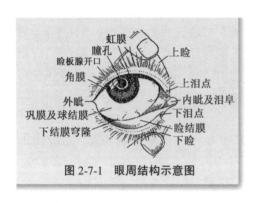

图 2-7-1　眼周结构示意图

（一）眼周结构

眼周结构由眼睑、结膜、泪器、眼外肌和眼眶等组成（图 2-7-1）。

眼眶由额骨、蝶骨、筛骨、腭骨、泪骨、上颌骨和颧骨 7 块颅骨构成，形成稍向内、向上倾斜的锥形骨窝，是眼的骨性支架。其口向前，尖朝后，有上、下、内、外四壁。眶内除眼球、眼外肌、血管、神经、泪腺和筋膜外，各组织之间充满脂肪。脂肪起软垫作用。

眼睑分上睑和下睑，居眼眶前口，覆盖眼球前面。上、下睑间的裂隙称为睑裂。上、下睑相连接处分别称为内眦和外眦。内眦处有肉状隆起，称为泪阜。上下睑缘的内侧各有一有孔的乳头状突起，称为泪点。泪点为泪小管的开口。

结膜是一层薄而透明的黏膜，覆盖在眼睑后面和眼球前面。按解剖部位，结膜可分为睑结膜、球结膜和穹隆结膜三部分。由结膜形成的囊状间隙称为结膜囊。

泪器包括分泌泪液的泪腺和排泄泪液的泪道。

眼外肌包括上直肌、下直肌、内直肌、外直肌、上斜肌和下斜肌共 6 块肌肉，它们在神经的作用下支配眼球的运动。

眼周结构的主要生理功能是保护眼球。经常瞬目可使泪液润湿眼球表面，使角膜保持光泽，并清除结膜囊内的灰尘及细菌，特别是角膜前的一层泪液膜，有防止角膜干燥、保持角膜平滑的作用。

（二）眼球

眼球包括眼球壁、眼内腔和内容物、神经、血管等组织（图 2-7-2）。眼球近似球形，位于眼眶内。正常成年人

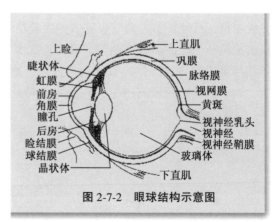

图 2-7-2　眼球结构示意图

眼球的前后径平均为 24 mm，垂直径平均为 23 mm。眼球最前端突出于眶外，受眼睑保护。

1. 眼球壁

眼球壁主要分为外、中、内三层。

（1）外层由角膜、巩膜组成。前 1/6 为透明的角膜，其余 5/6 为白色的巩膜，俗称"眼白"。角膜是眼球前部的透明部分，光线经此射入眼球。角膜稍呈椭圆形，略向前突。角膜含丰富的神经，感觉敏锐。巩膜为致密的胶原纤维结构，不透明，呈乳白色，质地坚韧。眼球壁外层起维持眼球形状和保护眼内组织的作用。

（2）中层又称色素膜，具有丰富的色素和血管，包括虹膜、睫状体和脉络膜三部分。虹膜呈圆环形，在中层的最前部分，位于晶状体前，有辐射状褶皱。中央有一个直径为 3～4 mm 的圆孔，称为瞳孔。在神经的支配下，瞳孔开大或缩小可控制进入眼内的光线量。睫状体前接虹膜根部，后接脉络膜，内侧通过悬韧带与晶状体赤道部相连。脉络膜位于巩膜和视网膜之间。脉络膜的血循环营养视网膜外层，它所含的丰富色素起遮光暗房作用。

（3）内层为视网膜，是一层透明的膜。视网膜视部的外层是色素上皮层，内层是神经层，含有视杆细胞、视锥细胞，具有感光作用。视信息在视网膜上形成视觉神经冲动，沿视路将视信息传递到视中枢，形成视觉，在人脑中建立起图像。

2. 眼内腔和内容物

眼内腔包括前房、后房和玻璃体腔。眼内容物包括房水、晶状体和玻璃体。三者均透明，与角膜一起被称为屈光介质。

3. 视神经、视路

视神经是中枢神经系统发出的脑神经。视路是指从视网膜接收视信息到大脑视皮层形成视觉的整个神经冲动传递的路径。视网膜所得到的视觉信息经视神经传送到大脑。

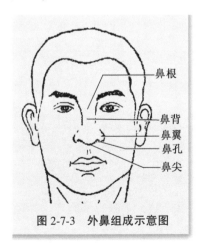

图 2-7-3　外鼻组成示意图

二、鼻的解剖及生理

（一）鼻的解剖

鼻由外鼻、鼻腔、鼻窦三部分构成。

1. 外鼻

外鼻位于面部中央。外鼻由骨、软骨构成支架，外覆软组织和皮肤，略似锥形，包括鼻根、鼻尖、鼻梁、鼻背、鼻翼、鼻前孔、鼻小柱等部分。（图 2-7-3）

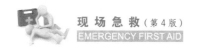
2. 鼻腔

鼻腔是位于两侧面颅之间的腔隙，前起自前鼻孔，后止于后鼻孔，与鼻咽部相通。鼻腔由鼻中隔分隔为左、右两腔，每侧鼻腔包括鼻前庭及固有鼻腔两个部分。

鼻前庭位于鼻腔最前部，由皮肤覆盖，富有皮脂腺和汗腺，并长有鼻毛。

固有鼻腔通称鼻腔，有内、外、顶、底四壁。

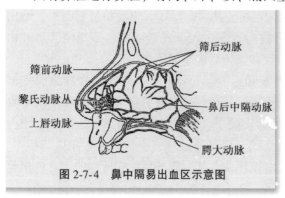

图 2-7-4　鼻中隔易出血区示意图

内壁即鼻中隔，其表面有黏膜。鼻中隔前下部黏膜内血管丰富，由鼻腭、筛前、上唇及腭大动脉支密切吻合形成毛细血管网，称为黎氏区。此处黏膜较薄，血管表浅，黏膜与软骨膜连接紧密，血管破裂后不易收缩，且位置靠前，易受外界刺激，是鼻出血最易发生的部位，因此又被称为易出血区（图 2-7-4）。

外壁有突出于鼻腔的三个骨质鼻甲，分别称上、中、下鼻甲。（图 2-7-5）各鼻甲下方的空隙称鼻道，分为上、中、下鼻道。各鼻甲内侧面和鼻中隔之间的空隙称总鼻道。上、中鼻甲与鼻中隔之间的腔隙称嗅沟，具有嗅觉功能。

顶壁由额骨鼻突、鼻骨及筛骨水平板构成。

底壁即硬腭，与口腔相隔。

鼻腔黏膜分为嗅区黏膜和呼吸区黏膜两部分。

3. 鼻窦

鼻窦为鼻腔周围颅骨内的含气空腔，按其所在颅骨分为额窦、筛窦、上颌窦及蝶窦，共4对。

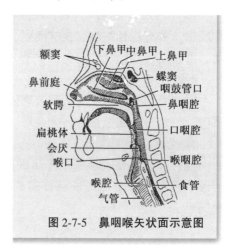

图 2-7-5　鼻咽喉矢状面示意图

（二）鼻腔的生理功能

鼻腔主要有呼吸、嗅觉、共鸣及反射功能。

1. 呼吸功能

鼻腔为呼吸空气的通道，可调节吸入空气的温度、湿度，并有过滤和清洁作用。

2. 嗅觉功能

具有气味的气体随吸入气流到达鼻腔嗅沟处，与嗅黏膜接触，刺激嗅细胞产生神经冲动。神经冲动经嗅神经到达延髓和大脑中枢，从而引起嗅觉。

3. 共鸣功能

鼻腔是重要的共鸣器官。发音在喉，共鸣在鼻，从而使声音洪亮而清晰。

4. 反射功能

鼻腔内神经丰富，常出现一些反射现象。例如，打喷嚏为一种保护性反射活动，可将鼻腔内的异物清除。

三、咽喉的解剖及生理

（一）咽的解剖

咽是呼吸道与消化道的共同通道，上起颅底，下达环状软骨平面下缘（相当于第6颈椎食管入口平面）。成年人的咽全长 12 ~ 14 厘米，分为鼻咽部、口咽部和喉咽部三个部分（图2-7-6）。

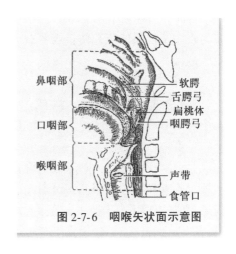

图 2-7-6　咽喉矢状面示意图

鼻咽部位于鼻腔的后方，上与后鼻孔及鼻中隔后缘相连，下至软腭游离缘水平面以上，称鼻咽。后壁约在相当于第1、2颈椎水平位置与口咽部后壁相延续，统称咽后壁。鼻咽的左、右两侧下鼻甲后端约1厘米处有一漏斗状开口，称咽鼓管咽口。

口咽部位于软腭游离缘平面至会厌上缘。其后壁相当于第3颈椎的前面，前方借咽峡与口腔相通，向下连通喉咽部。

喉咽部起自会厌软骨上缘以下部分，向下止于环状软骨下缘平面，连通食管，其前方为喉。

（二）喉的解剖

喉上通喉咽，下接气管，为呼吸与发音的重要器官。喉位于颈前正中部，在成年人相当于第3—6颈椎水平位置，系由一组软骨、韧带、喉肌及黏膜构成的锥形管状器官。

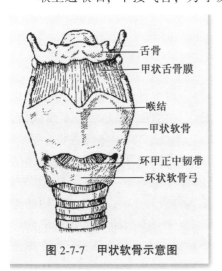

图 2-7-7　甲状软骨示意图

喉的支架由3根单一软骨（甲状软骨、环状软骨和会厌软骨）和3对成对软骨（杓状软骨、小角软骨和楔状软骨）构成。

喉支架中最大的一块软骨为甲状软骨（图2-7-7）。上端向前突出，称为喉结。环状软骨位于甲状软骨之下，下接气管，是喉与气管环中唯一完整的环形软骨，是喉支架的基础。它对支持喉腔、保证呼吸通畅甚为重要。

喉腔上起自喉入口，下达环状软骨下缘并接气管，由室带与声带分隔为声门上区、声门区、

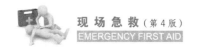
声门下区。声门区内有室带与声带。

（三）咽喉的生理功能

咽喉主要有吞咽、呼吸、保护和防御、发音和共鸣的功能。

1. 吞咽功能

食团下咽至咽腔时，软腭上举，关闭鼻咽腔，咽缩肌收缩，压迫食团向下移动。喉肌的收缩及舌根的隆起使会厌覆盖喉口，呼吸暂停，声门紧闭。此时喉上提，食团越过会厌进入食管。

2. 呼吸功能

咽腔黏膜内富有腺体，具有对空气加温、湿润的作用。喉是呼吸的通道。声门裂的大小改变可调节进出肺泡内的气流量。

3. 保护和防御功能

在吞咽和呕吐时，咽肌收缩可暂时封闭鼻咽和喉部，使食物不致反流入鼻腔或吸入气管。若有异物进入咽部，可引起咽肌收缩，产生呕吐反射，致使异物吐出。喉对下呼吸道起保护作用。吞咽时，喉体上提，会厌向后下倾斜，盖住喉上口，声带关闭，食物下行进入食管，而不致误入下呼吸道。另外，防御性、反射性剧咳能够迫使误入下呼吸道的异物排出。

4. 发音和共鸣功能

喉是发音器官。发音时，声带向中线移动，声门闭合。肺内呼出的气流冲动声带，产生声波。声波经咽、口、鼻等腔的共鸣作用而成为悦耳的声音。声调取决于声带振动的频率。

四、耳的解剖及生理

（一）耳的解剖

耳由外耳、中耳和内耳三部分组成（图2-7-8）。

1. 外耳

（1）耳郭除耳垂由脂肪和结缔组织构成外，其余部分由弹性软骨构成，外覆软骨膜和皮肤。耳郭借韧带和肌肉附于头颅和颞骨。耳郭分前、后两面。后面较平而微凸，前面凹凸不平。（图2-7-9）

（2）成年人的外耳道平均长度为2.5～3.5厘米，分为软骨部和骨部。软骨部居外，占全长的1/3；骨部居外耳道内侧，占全长的2/3。外耳道的走行方向：软骨部向内、向后上方，至骨部则转向前下方。故检查时应将耳郭向后上方牵拉，使外耳道的走行成直线，才易看清鼓膜。但小儿的外耳道仅有弧形弯曲，检查时须将小儿的耳郭向后下牵引。外耳道的软骨部和骨部交界处较窄，称为外耳道峡部。外耳道异物多停留于此。

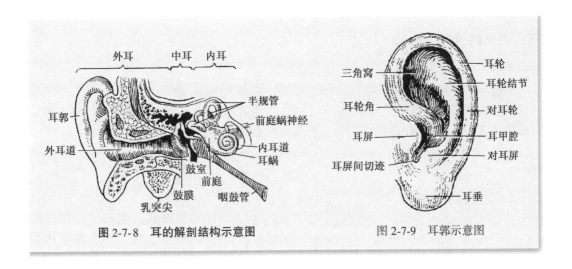

图 2-7-8　耳的解剖结构示意图　　　　图 2-7-9　耳郭示意图

2. 中耳

中耳包括鼓室、咽鼓管、鼓窦和乳突四部分。

鼓室为鼓膜和内耳外侧壁之间的空腔，向前借咽鼓管鼓口与鼻咽部相通，向后借鼓窦入口与鼓窦相通，内有听骨、肌肉、韧带和神经。

咽鼓管是沟通鼻咽腔和鼓室的管道，是中耳通气引流的唯一通道，所以它也是中耳感染的主要途径。

鼓窦是鼓室后上方的一个小腔，实际上为一个较大的气房，是鼓室和乳突气房间的通道。

乳突位于鼓室的后下方，含有许多大小不等的气房。各气房彼此相通，与鼓室之间的鼓窦相通。

3. 内耳

内耳又称迷路，位于颞骨岩部内。外有骨壳，称为骨迷路；内有膜迷路，而膜迷路内含内淋巴液。膜迷路与骨迷路间含外淋巴液。前庭为位于骨迷路中部的近似椭圆形的空腔，其前部连通耳蜗，后部有五个小孔，与三个骨半规管相通。内耳内有血管和前庭蜗神经。

(二) 耳的生理功能

耳具有听觉功能和平衡功能。

1. 听觉功能

声音通过空气传导和骨传导传入内耳，震动内耳淋巴液、螺旋器，刺激听神经，使其兴奋并将兴奋传至大脑皮质听觉中枢，引起听觉。

2. 平衡功能

人体依靠前庭、视觉和本体感觉三个系统的协调作用来维持身体的平衡，其中以前庭功能最为重要。

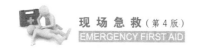
五、皮肤的解剖及生理

人的全身表面都覆盖着皮肤。皮肤是软组织，柔韧而富有弹性，在一定的范围内可以被推动和伸张。皮肤的厚度因年龄、性别、部位的不同而不同。皮肤是人体最大和最重要的器官，总质量约占人体的8%。皮肤内容纳了人体约1/3的循环血液和约1/4的水分。

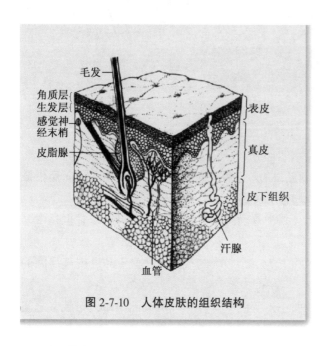

图2-7-10　人体皮肤的组织结构

（一）皮肤的解剖

人的皮肤由表皮、真皮和皮下组织三层组成，并含有附属器官（汗腺、皮脂腺、指甲、趾甲、毛发）以及血管、淋巴管、神经、肌肉等。（图2-7-10）

1. 表皮

表皮是皮上组织，与外界接触最多。表皮虽然差不多只有普通纸那么薄，最厚处也不过0.2 mm，但它是由下面的基底层发育而成的。基底层由基底细胞和黑色素细胞组成。基底细胞不断地进行分裂，产生新细胞；黑色素细胞产生黑色素。

2. 真皮

真皮在表皮下层，与表皮分界明显。表皮底部呈凸凹状，与真皮紧密接触。真皮内部的细胞很少，主要由疏松纤维结缔组织构成，含有胶原纤维、弹性纤维和网状纤维等。这些纤维与皮肤的弹性、光泽、张力等有很重要的关系。

3. 皮下组织

皮下组织在真皮的下面，两者之间无明显分界。皮下组织由大量脂肪组织散布于疏松的结缔组织中而构成。

（二）皮肤的生理功能

皮肤主要有保护、感觉、散热和保温、分泌、排泄、吸收、代谢及参与免疫反应等生理功能。它对于机体的健康是很重要的。同样，机体的异常情况也可以在皮肤上反映出来。

第三章

现场急救的
四个基本环节

03

现场评估

判断病情

紧急呼救

自救与互救

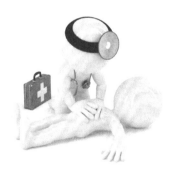

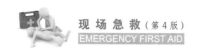

需要现场急救的急危重症伤病员基本都处在医院外的各种环境中，有些意外伤害、突发疾病甚至发生在不安全的现场。因此，"第一目击者"首先要评估现场情况，注意安全，对伤病员所处的状态进行判断，分清病情的轻重与缓急，再进行呼救及现场急救。

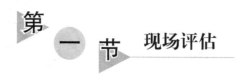

第一节 现场评估

在紧急情况下，"第一目击者"应通过实地感受，用眼睛、耳朵、鼻子等对异常情况进行现场评估，以便遵循现场急救行动的程序，利用现场的人力和物力实施救护。评估时必须迅速控制情绪，尽快了解情况，并在数秒内完成评估，然后寻求医疗帮助。

一、评估现场情况

评估现场情况时，应先评估伤病员是否仍身处险境、有无生命危险以及致伤原因、受伤人数等，然后判断现场可以利用的资源，以及需要何种支援、可以采取哪些现场急救行动。

二、评估安全保障

在进行现场急救时，造成意外的原因可能会对参与现场急救的人员产生危险。所以，现场急救人员应首先确保自身安全，如：在地震时要注意发生余震的情况；对触电者进行现场急救时，必须首先切断电源，然后才能采取现场急救措施，以保障安全。在现场急救中，不要试图兼顾太多的工作，以免使伤病员及自身陷入险境。要清楚自己能力的极限，尽量确保急救时自身的安全。

三、个人防护设备

"第一目击者"在现场进行急救护理时，应尽可能使用个人防护用品，以阻止病原体或毒物进入身体。在可能的情况下，用呼吸面罩、呼吸膜等实施人工呼吸，戴医用手套、眼罩、口罩等个人防护品。个人防护设备必须放在容易获取的地方，以便现场急用。

<h1>第二节　判断病情</h1>

　　"第一目击者"发现伤病员，尤其是处在情况复杂的急救现场时，应该沉着、镇静地观察伤病员的病情，在短时间内做出病情判断。本着先抢救生命后减少伤残的急救原则，先对伤病员的生命体征（包括反应、呼吸、脉搏）进行观察判断，然后检查局部有无创伤、出血、骨折畸形等变化。具体检查顺序如下。

一、检查伤病员是否有反应

　　伤病员丧失意识，尤其是突然间丧失意识时，通常会出现全身肌肉松弛，就地摔倒。

　　检查方法：大声喊伤病员的名字或者喊"喂，喂，你怎么了！"，并轻拍伤病员的双侧肩部。（图3-2-1）对婴儿，可拍击其足底或掐捏合谷穴（图3-2-2）。如发现伤病员无眨眼、呻吟、肢体活动反应，即可确定其没有反应，已丧失意识，陷入危重状态。此时要保持伤病员呼吸道畅通，谨防窒息。不能猛烈摇晃伤病员，特别是怀疑有卒中的伤病员及有头部、颈部、脊柱损伤的伤病员。

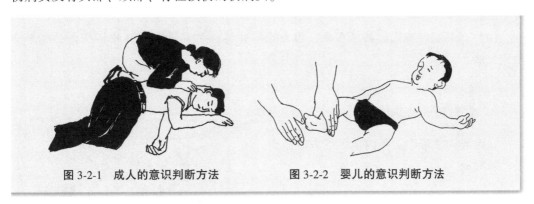

图3-2-1　成人的意识判断方法　　　　图3-2-2　婴儿的意识判断方法

二、检查心跳、脉搏是否停止

　　正常人心跳频率为60～100次/分。严重的心律不齐、急性心肌梗死、大量失血以及其他急危重症伤病员，常有胸闷、心慌、气短、剧烈胸疼等先兆表现，这时心跳多不规则。触摸其脉搏时常感到脉细而弱、不规则。若伤病员出现口唇发绀、意识丧失，则多说明心脏已陷入严重衰竭阶段，可有心室纤维性颤动（室颤）。如伤病员脉搏随之更

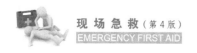

慢，伤病员迅速陷入昏迷并倒地，继而脉搏消失，则预示心跳停止。如果发现伤病员心跳停止，应马上进行胸外按压。

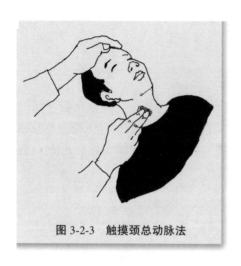

图 3-2-3　触摸颈总动脉法

（一）触摸颈总动脉法

由于颈总动脉较粗，且离心脏最近，又容易暴露，便于迅速触摸，所以常用触摸颈总动脉的方法来判断伤病员的心跳是否停止。

触摸方法：将一只手放在伤病员前额，让其头部继续保持后仰的同时，将另一只手的食指和中指指尖并拢，置于伤病员的喉部，平喉结向下滑动 2 ~ 3 厘米到胸锁乳突肌前缘的凹陷处。（图 3-2-3）如能触到搏动，说明心跳未停止；反之，则说明心跳已停止。一旦确定心跳停止，应迅速拨打急救电话"120"通知救援医疗服务系统（EMS），同时进行胸外按压。

注意事项：

（1）因脉搏可能缓慢、不规则或微弱而快速，触摸颈总动脉可在 5 ~ 10 秒内完成。

（2）要轻柔触摸，不可用力压迫，以免刺激颈动脉窦，引起迷走神经兴奋而反射性地引起心跳停止。

（3）为判断准确，先触摸一侧颈总动脉，如未触及脉搏，再触摸另一侧。切不可两侧同时触摸。

（4）正确判断有无脉搏很重要，因为对有脉搏的伤病员进行胸外按压会引起严重的并发症。

（二）触摸股动脉法

在腹股沟韧带中点稍内侧的下方能摸到股动脉搏动。

（三）触摸肱动脉法

在肱二头肌上中段可摸到肱动脉的搏动（图 3-2-4）。对婴儿多采用此法。

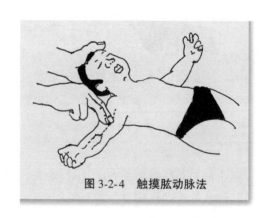

图 3-2-4　触摸肱动脉法

三、检查呼吸是否停止

正常人呼吸频率为 16 ～ 20 次/分。生命垂危伤病员呼吸变快或变浅或不规则。伤病员陷入垂危状态或濒死时，呼吸变得缓慢、不规则，直到停止。另外，心跳停止可引起呼吸停止。如果发现伤病员呼吸停止，应马上进行口对口人工呼吸。

（一）清理口腔异物

如果伤病员发生严重呕吐，呕吐物可能堵塞呼吸道而使呼吸停止。所以，现场急救人员应先检查呼吸道是否通畅，有无被异物、呕吐物甚至坠落的假牙阻塞。用最短的时间，先将伤病员的衣领口、领带、围巾等解开，迅速清除其口鼻内的污泥、呕吐物或者异物等，以利于呼吸道畅通。异物若为液体，在翻身、头侧位时会自行流出。固体或半流体异物（污物、假牙及呕吐物等）可用手指挖出（图 3-2-5）。

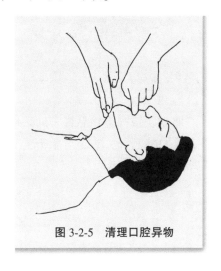

图 3-2-5　清理口腔异物

（二）打开气道

意识丧失者会出现下颌、颈和舌等的肌肉松弛，导致舌根后坠（图 3-2-6）、会厌下坠，舌根和会厌塌向咽后壁，阻塞气道。将伤病员的头后仰，下颌向前上方抬高，使舌肌紧张，可使舌根部离开咽后壁，进而让气道通畅。

1. 仰头举颏法

让伤病员仰卧，现场急救人员将一手掌小鱼际（小拇指侧）置于伤病员前额，下压，另一只手的食指和中指置于靠近颏部的下颌骨下方，将颏部向上抬起，使其头部后仰，即可打开气道。（图 3-2-7）必要时可用拇指轻牵下唇，使伤病员口微微张开。

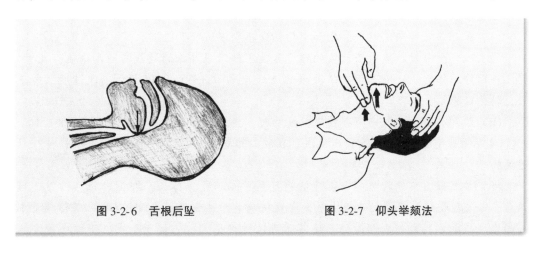

图 3-2-6　舌根后坠　　　　　　　　图 3-2-7　仰头举颏法

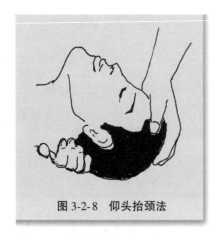

图 3-2-8　仰头抬颈法

2. 仰头抬颈法

让伤病员仰卧，现场急救人员一只手抬起伤病员颈部，另一只手以小鱼际侧下压伤病员前额，使其头部后仰，即可打开气道。（图 3-2-8）

3. 双手抬颌法

让伤病员平卧，现场急救人员用双手从两侧抓紧伤病员的双下颌并托起，使其头后仰、下颌骨前移，即可打开气道。（图 3-2-9）此法适用于颈部有外伤者，以下颌上提为主，不能让伤病员在头部后仰时左右转动。

4. 垫肩法

将枕头或同类物品置于仰卧伤病员的双肩下。（图 3-2-10）在重力作用下伤病员的头部会自然后仰，头部与躯干的夹角约为 120°。这样可以拉直下坠的舌咽部肌肉，使呼吸道通畅。

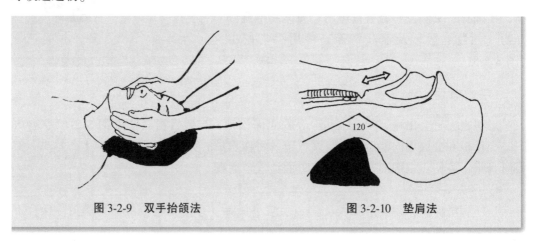

图 3-2-9　双手抬颌法　　　　　　　　图 3-2-10　垫肩法

注意事项：

（1）采用仰头举颏法时，食指和中指指尖不要深压颏下软组织，以免阻塞气道。

（2）头后仰程度。成人头后仰的程度是使下颌角跟耳垂的连线与地面垂直，儿童、婴儿头后仰的程度分别为下颌角跟耳垂的连线与地面成 60°、30° 角。不能过度上举下颌，以免口腔闭合。

（3）发现伤病员口腔内有异物或呕吐物时，要立即清除，但不可占用过多的时间。

（4）开放气道要在 3～5 秒内完成，在做心肺复苏全过程中，自始至终要保持呼吸道通畅。

（5）体位放置。急救时，一般将伤病员置于心肺复苏体位，即仰卧位。待气道通畅后，若发现伤病员呼吸和心跳恢复，即置伤病员于昏迷体位（侧卧位）：将伤病员小心向左（或向右）翻转成侧卧位，使其肘部及膝部微屈，头枕于肘上，下颌向前方推出。（图3-2-11）这种体位可防止舌根后坠或呕吐物被吸入气道而引起窒息，也可使液体分泌物自行流出口腔。

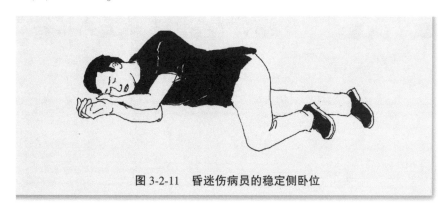

图3-2-11　昏迷伤病员的稳定侧卧位

（6）如果发现伤病员头颈部受伤，则不应随意搬动伤病员。对颈部有外伤者，只能采用双手抬颌法开放气道，不宜采用仰头举颏法和仰头抬颈法，以防进一步损伤脊髓而造成高位截瘫。

（三）判断呼吸是否停止

判断呼吸是否停止可用"一看二听三感觉"的方法。"一看"是指观察胸廓的起伏。"二听"是指侧头用耳尽量接近伤病员的口鼻部，听有无气流声音。"三感觉"是指在听的同时，用脸颊感觉有无气流呼出。（图3-2-12）如胸廓有起伏，并有气流声音及气流感，说明伤病员尚有呼吸存在；反之，则说明伤病员呼吸已停止。判断有无呼吸要在5~10秒内完成。如发现伤病员已无呼吸，就要立即进行心肺复苏。这是在现场救护时推荐使用的方法。

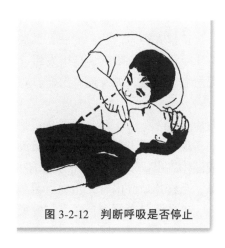

图3-2-12　判断呼吸是否停止

四、检查瞳孔大小

瞳孔位于虹膜正中，呈黑色。外界光线强时，瞳孔会缩小；反之，瞳孔则会自动放大。正常瞳孔直径一般为3~5 mm；瞳孔直径<2 mm说明瞳孔缩小，见于有机磷类农药中毒等；强光下瞳孔直径>5 mm，称为瞳孔散大，见于阿托品中毒、深昏迷、临终或已死亡者。（图3-2-13）

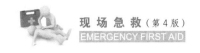

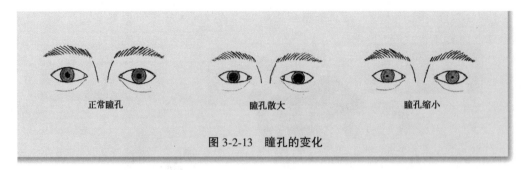

| 正常瞳孔 | 瞳孔散大 | 瞳孔缩小 |

图 3-2-13　瞳孔的变化

五、判断总体情况

所谓总体情况，是指当我们见到急危重症伤病员时的"第一印象"，再加上经过一些必要的观察与检查所做出的判断。除了检查生命体征外，现场急救人员主要根据病情对伤病员头颈部、胸部、腹部、骨盆、脊柱及四肢进行检查。在检查中要充分暴露伤病员身体各部位，迅速检伤，以利于发现是否有直接危及伤病员生命的症状和体征。

（一）体表

正常人神志清楚，皮肤、黏膜红润，有光泽。休克或生命垂危者常表现为面色苍白，冷汗淋漓，嘴唇、指甲发绀（表明缺氧）等。现场急救人员应检查伤病员体表有无淤血、出血。如发现有出血，要立即设法止血。

（二）头颈部

现场急救人员应检查伤病员头皮、颅骨和面部是否有损伤或骨折，耳、鼻有无出血或液体流出。观察其瞳孔有无缩小或散大，眼球是否正常，有无结膜出血、角膜移位等。观察其口腔内有无出血、异物或牙齿脱落，是否存在口渴感。检查其颈部有无损伤、出血及是否有颈项强直与棘突压痛等。

（三）胸部

现场急救人员应检查伤病员胸部有无肋骨骨折和开放伤口。观察其呼吸状态，吸气时两侧胸部是否对称。询问其是否存在呼吸困难、胸痛及疼痛程度。

（四）腹部

现场急救人员应检查伤病员腹部有无隆起、包块，有无伤口出血、腹内容物外露，有无腹胀、腹痛及腹痛性质，是否有压痛、反跳痛和肌紧张。

（五）脊柱及骨盆

对于急性外伤伤病员，现场急救人员不可盲目搬动，应先检查脊柱及两侧软组织有无畸形、压痛、肿胀等体征。两手分别放在伤病员髋骨两侧，轻轻增加压力，检查其骨盆有无疼痛和骨折。（图 3-2-14）观察其外生殖器有无损伤。

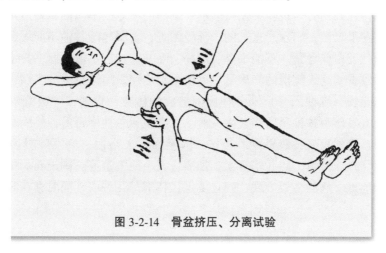

图 3-2-14　骨盆挤压、分离试验

（六）四肢

现场急救人员应检查伤病员有无畸形、肿胀、疼痛，注意其关节活动是否正常，观察其皮肤颜色、温度、末梢循环情况等。

（七）环境状况

现场急救人员应观察环境中有无特殊的气体、化学物品或其他危害因素继续对伤病员造成危害等。

综上所述，识别垂危伤病员应注意神志、心跳与脉搏、呼吸、瞳孔、总体情况五个方面，然后迅速判断其危险性如何，有无生命之忧，是否需要立即采取急救措施。在现实生活中，虽然伤病员的多种垂危表现常常让我们措手不及，无法判断，但只要抓住上述要点，临场不慌，进行正确检查，主要的危象是不会被遗漏的。

六、急危重症伤病员分级

现场急救要求先抢救最严重的急危重症伤病员，并且要立即抢救。因此，我们可将急危重症伤病员的病情分为以下 3 级。

第 1 级：极危重。对此级病情的伤病员，现场急救人员应立即就地抢救。最危险、最危急的疾病只有一个——猝死。猝死就是指突然死亡。引起猝死的直接原因是心搏骤停（通常由严重的冠心病、脑血管疾病、触电等引起）。心搏骤停的表现主要有突然神志丧失、大动脉搏动消失、呼吸停止，其他表现有瞳孔散大、心音消失、血压为 0、四肢抽动、皮肤青紫、大小便失禁等。

第 2 级：危重。此级病情随时有可能发展为第 1 级。现场急救人员应对此级病情的

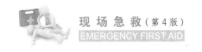
伤病员立即就地抢救。某些突发心脏病的伤病员随时有发生心搏骤停的危险。病情危重的疾病包括急性心肌梗死、急性心力衰竭及某些恶性心律失常（如室性心动过速）等。

急性心肌梗死的主要表现：突发持续的、剧烈的、原因不明的胸骨后疼痛，疼痛可放射至左肩、左手尺侧；出现严重胸闷、呼吸困难；含服硝酸甘油不能缓解；同时伴有大汗淋漓、面色苍白或青紫、不能平卧、烦躁、呕吐、神志不清、脉率异常等表现。

第3级：较重。这级病情的伤病员应尽快得到治疗。病情较重的疾病包括急性脑血管病（例如脑出血、脑梗死等）及各种原因造成的休克、昏迷、呼吸衰竭、重症支气管哮喘、癫痫大发作与各种急腹症、大呕血、大咯血、急性中毒等。伤病员主要表现为持续神志不清，剧烈腹痛，腹壁硬、拒按，大呕血、大咯血，突发呼吸困难，有哨笛音。如果同时伴眼球偏斜、瞳孔不等大、抽搐、大小便失禁等，则说明病情较重。

以上是急危重疾病的主要表现，一旦发生，特别是几种表现同时存在时，往往就说明病情严重。

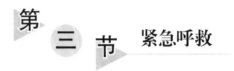

第三节　紧急呼救

呼救有两种方式。第一种：单独一人进行现场急救时，如果认为他人可能听见呼救声，就大声呼喊身边或附近的人来帮助实施现场急救（图3-3-1）；如果有手机在身，则实施1～2分钟心肺复苏后，在抢救间隙使用手机的免提功能拨打呼救电话，并持续进行心肺复苏。第二种：多人在场时，要分工协作，由有急救经验的人施救，同时其他人拨打急救电话，并向急救中心简述病情，以利于急救人员做好救护准备。

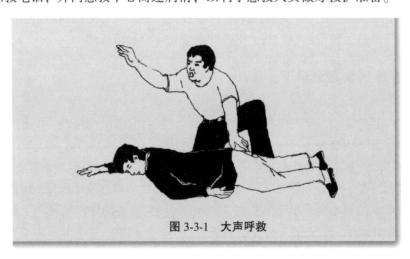

图3-3-1　大声呼救

一、急救电话与救护车

急救电话"120"是免费直拨电话。"120"的终端是各个地区的急救中心。打通电话后，急救中心的专业人员会根据病情尽快派出医务人员和救护车。

救护车一般有两种类型，即普通型和危重病监护型。普通救护车一般配有1名急救医生、1名护士、1名驾驶员，装备有心电图仪1台、氧气瓶1只、急救箱1只。危重病监护车至少配有1~2名专科急救医生、1~2名护士及1名驾驶员，装备有吸氧设备、电吸引器、人工电除颤器和心脏起搏器、呼吸机和简易呼吸器、心电图仪和心脏监护仪、心肺脑复苏用品、洗胃机、人工气胸器和闭式引流装置及各种急救用药。

二、电话呼救

电话呼救是指通过电话求救于附近的急救站、医疗单位、有关政府机构（发生大批伤病员时），是急救中的重要举措之一。在伤病员多而现场急救人员少的情况下，政府机构应出面组织指挥。组织医护人员前来抢救是争取时间的较好方法。用电话呼救时应注意以下几个方面：

（1）记住急救电话号码"120"，以请求急救外援。

（2）接通电话后，把致伤的原因、伤病员人数、目前最危重的情况（如昏迷、心跳与呼吸停止）、正在抢救的情况告诉"120"急救中心。在有大批伤病员的情况下，还应请求对方协助向有关方面呼救，争取相关部门参与援助。

（3）详细告诉"120"急救中心呼救人的联系电话，急症伤病员的姓名、性别、年龄、住址（包括区、街道、门牌号或乡、镇、村）以及周围的明显标志物等。如果伤病员是儿童，呼救人还应将他的家长姓名、联系电话告诉"120"急救中心。如果伤病员不能行走且身边无人能抬时，呼救人可向"120"急救中心要求派出担架员。

（4）一定要听清"120"急救中心的答复内容。如果"120"急救中心派出救护车，则最好有人到附近路口等候，为救护车引路，以免耽误时间；同时准备好住院用品，包括必要的衣物、既往的病历和近期的心电图及有关X线片、CT片等，并备好急救住院费。

（5）如果直接将伤病员送往医院、急救站，要问清路线和注意事项。

（6）伤病员如果独自一人在现场且神志清醒，可自己拨通急救电话"120"，同样把自己的姓名、病情、地址等详细情况告诉急救中心，并呼请他人紧急协助。

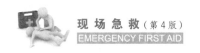
第四节 自救与互救

相对于医务人员的"他救"，自救与互救的主体可能是伤病员本人，也可能是伤病员身边的人，如亲朋、同事或见义勇为的陌生人等。自救与互救的具体方法详见各章节。

在医护人员到来之前，针对病情迅速对伤病员采取现场评估、判断病情、紧急呼救、自救与互救四种措施，是院外突发意外时抢救伤病员的缺一不可的四个环节。掌握现场评估方法，学会判断病情，知道如何呼救并掌握一些简单、实用的急救方法，是现代人应该具备的基本知识和技能。

第四章

心肺复苏术

04

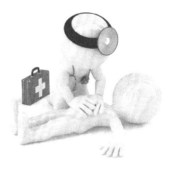

第一节 心肺复苏术的概念

心肺复苏术（Cardio Pulmonary Resuscitation，CPR）是指当任何原因引起急危重症伤病员心搏和呼吸骤停时，在现场徒手维持伤病员的心搏及呼吸骤停者的人工循环和呼吸的最基本的抢救方法。其目的是保护伤病员的脑和心脏等重要脏器，并尽快恢复其自主呼吸和循环功能。

《2020年美国心脏协会心肺复苏与心血管急救指南》院内心搏骤停（IHCA）与院外心搏骤停（OHCA）生存链如图4-1-1所示。

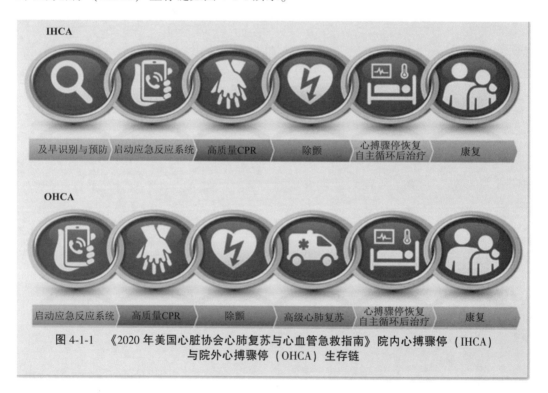

图4-1-1 《2020年美国心脏协会心肺复苏与心血管急救指南》院内心搏骤停（IHCA）
与院外心搏骤停（OHCA）生存链

第二节　心肺复苏术的意义和作用

心肺复苏术适用于抢救各种原因引起的猝死者，即突然发生心搏和（或）呼吸骤停的伤病员。心脏一旦停搏，血液循环停止，体内储存的氧在4～6分钟内即耗竭。当呼吸首先停止时，心脏尚能排血数分钟，肺和血液中储存的氧可继续循环于脑和其他重要器官。因此，对呼吸停止或气道阻塞的伤病员及时进行抢救，可以预防心脏停搏。

人体大脑是高度分化和耗氧最多的组织，对缺氧最为敏感。脑组织的质量虽然只占体质量的2%，其血流量却占心输出量的15%，耗氧量则占全身耗氧量的20%，儿童和婴儿的脑耗氧量占全身耗氧量的比例更高达50%。在正常温度时，当心搏骤停3秒时，人就会感到头晕；心搏骤停10～20秒时即可导致晕厥或抽搐；心搏骤停30～45秒时可导致昏迷、瞳孔散大；心搏骤停60秒后呼吸停止、大小便失禁；心搏骤停4～6分钟后脑细胞开始发生不可逆转的损害；心搏骤停10分钟后脑细胞死亡。因此，为挽救生命，避免脑细胞死亡，现场急救人员要在心搏骤停4～6分钟内立即对伤病员进行现场心肺复苏术。复苏的成功不仅在于使心搏、呼吸恢复，还在于使大脑的正常功能恢复。越早开始实施心肺复苏术，复苏的成功率就会越高。

第三节　心肺复苏术的实施过程

心肺复苏术

心肺复苏术包括四个主要步骤，即胸外按压（Circulation）、开放气道（Airway）、人工呼吸（Breathing）和除颤（Defibrillator），简称为C、A、B、D。实施心肺复苏术的目的是尽快使伤病员的自主呼吸和循环功能恢复，延缓机体耐受临床死亡的时间。

在实施心肺复苏术之前，现场急救人员必须首先迅速判断伤病员的意识、呼吸是否存在，如发现其出现喘息，也应实施心肺复苏。心搏、呼吸骤停的主要指征是意识丧失、颈动脉搏动消失、呼吸停止、瞳孔散大。心搏、呼吸骤停可由疾病突发或意外事故，如心肌梗死、溺水、外伤、触电、气道阻塞及中毒等引起。当确定伤病员的心搏、呼吸停止时，现场急救人员应立即呼救和进行现场心肺复苏术。

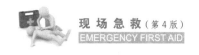
一、胸外按压

人体胸廓有一定的弹性。按压胸骨可使胸廓变扁，胸腔内压增加，间接压迫心脏。此时心室受压，引起心室内压力增加和二尖瓣及三尖瓣关闭，同时主动脉瓣和肺动脉瓣开放，使血液流向肺动脉和主动脉，从而建立起人工血液循环。

（一）复苏体位

为使复苏有效，现场急救人员必须使伤病员仰卧平躺在坚实的平面上（背靠坚硬地板或垫硬板，头不要枕枕头），解开其衣领及裤带。如果伤病员俯卧或侧卧，则现场急救人员应立即使其翻转成仰卧体位。搬动伤病员应整体搬动或整体翻转，特别是对怀疑有颈椎外伤者，应防止颈部扭曲。

1. 翻身的方法

现场急救人员首先跪在伤病员一侧的肩、颈部，将其两上肢向头部方向伸直，然后将伤病员远离现场急救

翻身方法

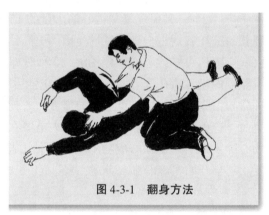

图 4-3-1 翻身方法

人员一侧的小腿放在另一侧小腿上，让其两腿交叉，用一只手托住伤病员的后头颈部，另一只手抓住其肩部，用肘部顶住其胯部，使其头、颈、肩和躯干呈一整体同时翻转成仰卧位。最后将其两上肢放回身体两侧。（图 4-3-1）

2. 抢救者的位置

单人抢救时，现场急救人员跪于伤病员肩部位置，两腿自然分开，与肩同宽，两只膝盖分别位于伤病员的颈部和胸部位置，这样有利于进行吹气和按压，而不用来回移动膝部。双人抢救时，两人相对，一人跪于伤病员头部水平位，负责人工呼吸，另一人跪于伤病员胸部水平位，负责胸外按压。

（二）心搏停止的判定

颈总动脉较粗，且离心脏最近，又容易暴露，便于迅速触摸。现场急救人员将一只手放在伤病员前额上继续保持伤病员头部后仰的同时，将另一只手的食指和中指指尖并拢，置于伤病员的喉部，平喉结向靠近现场急救人员一侧的颈部滑动到伤病员胸锁乳突肌前缘的凹陷处（详见第三章第二节）。此处如果摸不到脉搏，则可确定心搏停止。

（三）确定按压部位

取伤病员两乳头连线中点作为按压点。也可以用触摸颈总动脉那只手的无名指按压

伤病员的胸骨剑突，将食指与中指并拢，定位于伤病员的肋弓角顶端之上，将另一只手的掌根从伤病员的前额移至平放并紧靠在前一只手的食指旁，即伤病员胸骨的中 1/3 与下 1/3 段的交界处（图 4-3-2），使手掌根的长轴与伤病员胸骨的长轴重合，以保证按压的力量在胸骨上，避免造成肋骨骨折。然后将定位手的掌根放在另一手的手背上，使两手掌根重叠，十指相扣，（图 4-3-3）手心翘起离开伤病员的胸壁，保持下压力量集中于伤病员的胸骨上。

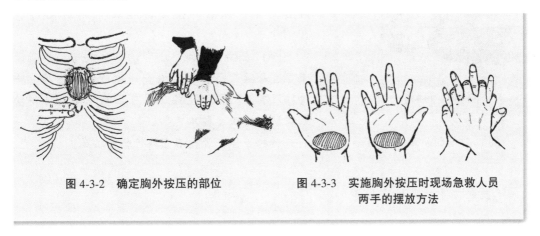

图 4-3-2　确定胸外按压的部位　　　　图 4-3-3　实施胸外按压时现场急救人员
　　　　　　　　　　　　　　　　　　　　　　　两手的摆放方法

（四）胸外按压操作方法

现场急救人员的上半身前倾，两肩位于双手的正上方，两臂位于伤病员胸骨正上方，双肘关节伸直，两臂与伤病员成 90°角，以髋关节作为支点，利用上身重量垂直下压，按压深度为 5 ～ 6 厘米，（图 4-3-4）而后迅即放松，使伤病员的胸部自行复位。但放松时手掌根不可离开伤病员的胸壁，以免因位置改变而使按压无效或造成伤病员骨折损伤。如此反复。按压与放松时间要求大致相等，按压频率为 100 ～ 120 次/分。

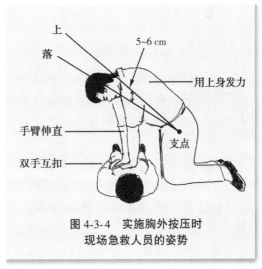

图 4-3-4　实施胸外按压时
现场急救人员的姿势

注意事项：

（1）进行按压时应迅速脱掉或解开伤病员的外衣。如果难以脱掉伤病员的衣物，仍可隔着衣服进行按压。按压部位、姿势要正确。每次按压后必须完全放松，使伤病员的胸部恢复原位，但手掌根不可离开伤病员的胸部。

（2）按压应平稳、规律，用力要均匀、适度。

（3）为避免按压时呕吐物反流至气管，应适当放低伤病员的头部。

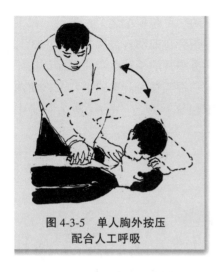

图 4-3-5 单人胸外按压
配合人工呼吸

（4）胸外按压配合人工呼吸的复苏效果更好。一人单独操作时，可先做胸外按压30次，再行口对口人工呼吸2次。（图4-3-5）两人操作时，可一人先做胸外按压30次，另一人接着行口对口人工呼吸2次。如此反复进行。

（5）在操作过程中，每隔2分钟可交替做心肺复苏术，但不得使复苏抢救中断时间超过10秒。

（6）在按压期间，应密切观察病情，判断效果。可每做五个周期后检查一次呼吸、脉搏。胸外按压有效的指标是按压时可触及颈总动脉搏动或肱动脉搏动（婴儿）。

（7）对意识清醒或仍有呼吸、心搏或脉搏等体征者，不宜施行胸外按压。

（五）儿童心肺复苏术要点

儿童心肺复苏术与成人的做法基本相同。其特点为让儿童的头部后仰60°，用一只手掌根按压其胸骨中下1/3交界处，下压深度约为5厘米。

（六）婴儿心肺复苏术要点

1. 判断意识

当婴儿对语言无反应时，现场急救人员拍击婴儿的足底或掐其合谷穴，如果能引发婴儿哭泣，则说明婴儿有反应；反之，则说明婴儿没有反应，丧失意识。

2. 触摸肱动脉，判断有无脉搏

婴儿大多较胖且颈部短粗，颈总动脉不易触及。现场急救人员可以通过触摸肱动脉（图4-3-6）来判断婴儿的心搏是否存在。肱动脉位于上臂内侧，肘和肩之间。现场急救人员将大拇指放在婴儿上臂外侧，食指与中指轻轻压在内侧，若感觉到脉搏，则表明婴儿心搏存在；若感觉不到脉搏，则表明婴儿心搏停止。

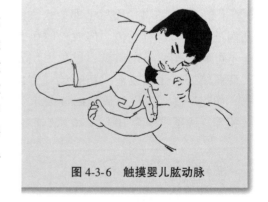

图 4-3-6　触摸婴儿肱动脉

3. 胸外按压的部位

婴儿胸外按压部位在其两乳头连线与胸骨交界处。用两根手指进行按压（图4-3-7），或采用单手掌进行按压。

4. 胸外按压的方法

按压时，现场急救人员可用一只手的手掌垫在婴儿的背部。由于婴儿的双肩稍被垫起，头会自然后仰。下压深度约为 4 厘米。

5. 人工呼吸

让婴儿头部后仰 30°以使其呼吸道畅通。采用口对口鼻人工呼吸的方法（图 4-3-8）为宜。要注意开放气道时不可让婴儿的头部过度后仰，以免气管受压，反而影响气道通畅。

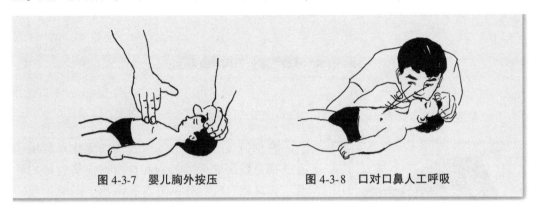

图 4-3-7　婴儿胸外按压　　　　图 4-3-8　口对口鼻人工呼吸

6. 按压频率与人工呼吸的比例

婴儿胸外按压频率为 100 ~ 120 次/分。抢救婴儿的胸外按压次数与人工呼吸次数的比例为 30∶2。

二、开放气道

开放气道、保持呼吸道通畅是进行人工呼吸前的首要步骤。气道不通畅，可导致自主呼吸突然停止或人工呼吸无效，胸外按压无用，后期处理（如用药、除颤、脑复苏等）也将失败。因此，确保呼吸道通畅是复苏术的关键。

（1）发现下列情况可开放气道：① 意识障碍；② 呼吸停止；③ 呼吸运动虽然存在，但可听到鼾声（提示鼻和口腔甚至咽喉部空气流通不畅）；④ 进行人工呼吸时，伤病员气道有阻力，胸廓运动不正常。

（2）去除气道异物。异物若为液体，在翻身、成头侧位时会自行流出。发现口腔内有固体或半流体（污物、假牙及呕吐物等）时，可用手指挖出（详见第三章第二节）。

（3）开放气道。意识丧失可由全身肌肉松弛引起舌根后坠导致气道阻塞引起。用仰头举颏法、仰头抬颈法、双下颌上提法或垫肩法可打开气道（详见第三章第二节）。

三、人工呼吸

实施人工呼吸的方法：现场急救人员吸一口气（约 500 ~ 600 毫升），把气体吹入伤病员的肺脏，吹气时间持续 1 秒，借外力来推动肺、膈肌或胸廓运动，使气体被动进入和排出肺脏，以保证机体氧的供给和二氧化碳的排出。

开放气道以后，现场急救人员用耳贴近伤病员的口鼻，采取看、听和感觉的方法，

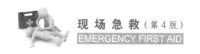

判断伤病员有无正常呼吸，然后按图4-3-9所示步骤施救。

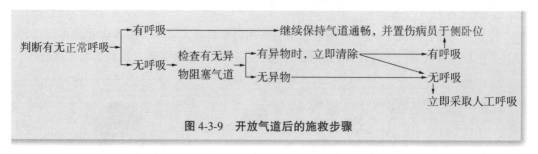

图4-3-9　开放气道后的施救步骤

（一）口对口人工呼吸

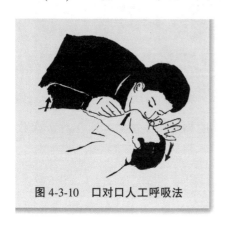

图4-3-10　口对口人工呼吸法

在保持气道开放的同时，现场急救人员用压在伤病员前额的手的拇指和食指捏住伤病员的鼻孔，以防吹气时气体从其鼻孔漏出。同时，吸一口气后，用双唇包严伤病员的口唇，以防漏气，然后将气体吹入。（图4-3-10）连续进行两次充分吹气。第1次吹气时观察伤病员胸部，如果吹气有效，伤病员胸部会膨起，并随着气体的排出而下降，同时口鼻有气体呼出。第1次吹气完毕，应抬起嘴，松开捏鼻的手，并抬头及侧转头吸入新鲜空气，接着做第2次吹气。

（二）吹气频率

对成年人吹气的频率为10～12次/分，对儿童吹气的频率为16次/分，对婴儿吹气的频率为20次/分。每次吹气时间为2秒。

（三）吹气量

对成年人的吹气量为500～600毫升；给儿童、婴幼儿吹气时，观察到胸部浮起即可。

注意事项：

（1）为了防止交叉感染，操作时可取一块纱布单层覆盖在伤病员的口或鼻上，有条件时用面罩及通气管更为理想。如现场急救人员不具备安全通气的条件，则可只按压而不通气。

（2）人工呼吸一定要在气道开放的情况下进行。

（3）向伤病员肺内吹气不能太急太多，使胸廓略有隆起即可。吹气量不能过大，以免引起胃扩张，导致呕吐、误吸；吹气量也不宜过少，否则会导致通气不足。

（4）中断按压的时间不得超过10秒。

四、心肺复苏效果的评定

心肺复苏的效果可以从伤病员的瞳孔、面色、神志、脉搏和呼吸五个方面来判断。若伤病员瞳孔缩小、对光有反应，甚至出现眼球活动、面色转红、呻吟、手脚抽动、神志渐清，在胸外按压停止时仍然有脉搏，自主呼吸恢复，则说明心肺复苏有效。反之，则说明无效。

五、停止心肺复苏的条件

停止心肺复苏的条件：伤病员已恢复自主呼吸和心跳；伤病员已死亡；心肺复苏抢救持续 1 小时以上，伤病员心电活动不恢复（无脉搏）；有他人或专业急救人员到场接替，或现场急救人员因筋疲力尽而无法继续实施心肺复苏术。

六、早期心脏除颤

维持全身血液循环的主要动力来自心脏有规律的收缩、舒张。心脏舒张时，血液汇集至心脏；心脏收缩时，血液被挤向动脉并流至全身。有研究资料表明，无论是心源性猝死还是其他原因造成循环骤停，心脏在心搏骤停前几乎都陷入心室纤维性颤动（简称心室纤颤或室颤）状态。

（一）心室纤颤

心室纤颤时，心肌缺乏步调一致的收缩能力，处于各自为政、杂乱无章的蠕动状态，因而心脏失去了排出血液、维持循环的能力，使得血液循环中断。此时，无论是摸脉搏还是听心跳，均无果，唯一能了解的只是从心电图上判断发生了心室纤颤。这个过程会持续数分钟。研究表明，去除心室纤颤是抢救猝死者的关键。这种抢救方法被称为心脏除颤。最有效的心脏除颤方法是使用电击除颤仪。近年来，自动体外除颤仪（Automated External Defibrillator，AED）已被广泛使用。在现场立即使用自动体外除颤仪，效果显著。

（二）自动体外除颤

自动体外除颤仪是一种便携、易于操作、稍加培训即能熟练使用的专为现场急救设计的急救设备，可在伤病员出现心室颤动（或心室扑动）、无脉性室性心动过速或者脉搏停止时使用。机器本身会自动判读心电图，然后决定是否需要电击。全自动机型甚至只需要施救者替伤病员贴上电击贴片，即可自己判断并进行电击。半自动机型则会出现语音及

自动体外
除颤仪的使用

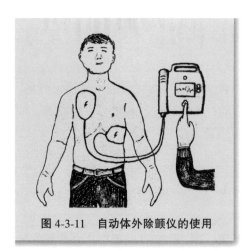

图 4-3-11　自动体外除颤仪的使用

文字，提醒施救者按下电击钮。（图 4-3-11）自动体外除颤仪通常配置在有大量人群聚集的地方，如购物中心、机场、车站、饭店、体育馆、学校等处及紧急医疗服务点。

使用步骤：

（1）去除覆盖伤病员胸部的所有衣服，暴露其胸部皮肤。开启 AED。

（2）在伤病员胸部紧密地贴上电极片。将两块电极片分别贴在右胸上部锁骨下方和左胸乳头下方胸壁外侧。具体位置可以参考 AED 机壳上的图样和电极板上的图片说明。

（3）将电极板插头插入 AED 主机插孔。

（4）开始分析心律，在必要时除颤。按下"分析"键（有些型号在插入电极板后会发出语音提示，并自动开始分析心律。在此过程中请不要接触被救者，即使是轻微的触动都有可能影响 AED 的分析），AED 将开始分析心律。分析完毕，AED 会发出是否进行除颤的建议。当伤病员有除颤指征时，操作者不要与伤病员接触，同时告诉附近的其他人远离伤病员，由操作者按下放电键除颤。

（5）除颤结束后，AED 会再次分析心律。如伤病员未恢复有效灌注心律，操作者应进行 5 个周期 CPR，然后再次分析心律、除颤、CPR，如此反复直至急救人员到来。

语音提示：

Attach pads：（连接电极板）

Do not touch the patient, analyzing ECG/rhythm：（请不要接触伤病员，正在分析心电图/心律）

Shock advised/no shock advised：（建议除颤/不建议除颤）

Stand clear：（远离伤病员）

Charging：（充电中）

Press the shock button：（按下电击键）

Shock delivered：（放电完毕）

Check patient, if no pulse do CPR：（检查伤病员，如没有脉搏，进行 CPR）

不管用哪一种方法除颤，关键都是在现场及早实施。越早实施，效果越好。在心室纤颤发生最初数秒之内除颤效果最好。发病时间越长，效果越差。猝死十几分钟后，即使使用除颤仪，效果也很差。

第五章

外伤的
现场急救

05

外伤概述

外伤止血技术

现场包扎技术

现场骨折固定

伤病员的搬运与护送

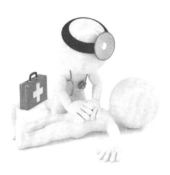

<h1 style="text-align:center">第一节 外伤概述</h1>

外伤是造成人类死亡的前四大原因之一。它在人类死因顺位中排列第四位，紧随心血管病、脑血管病和肿瘤之后。在40岁以下的人群中，外伤致死居死亡原因的首位。外伤是在各种不确定情况下发生的，受伤程度和表现各种各样，现场情况复杂，所以现场急救工作非常重要而艰巨。

一、外伤的发生、发展与转归

（一）常见外伤原因及特点

1. 交通伤

交通伤是外伤的首要原因。现代外伤中，交通伤以高能创伤（高速行驶所发生的交通伤）为特点，常造成多发伤、多发性骨折、脊柱和脊髓损伤、内脏损伤、开放伤等严重后果。

2. 坠落伤

随着高层建筑增多，坠落伤的比例逐渐加大。坠落伤以脊柱和脊髓损伤、骨盆骨折为主，也可造成多发性骨折、颅脑损伤、肝脾破裂等后果。

3. 机械伤

机械伤以绞伤、挤压伤为主，常导致单肢体开放性损伤或断肢、断指，组织挫伤，血管、神经、肌腱损伤和骨折。

4. 锐器伤

锐器伤的伤口深，易出现深部组织损伤。胸腹部锐器伤可导致内脏或大血管损伤，引起出血过多。

5. 跌撞伤

跌撞伤常见于老年人，可造成前臂、骨盆、脊柱压缩性骨折和髋部骨折。青壮年跌伤也可造成骨折。

6. 火器伤

火器伤一般表现为伤口小，但伤口深，常损伤深部组织、器官；也可表现为穿透伤，其中，入口伤轻，出口伤严重。

（二）严重外伤发生后的转归

严重外伤发生后的转归大致有以下三个时间段：

第一时间段是指外伤发生后数分钟内。伤病员因严重的颅脑损伤、高位脊柱损伤、心脏损伤及内脏大血管（如主动脉）破裂致死。这类伤病员由于伤势太重，一般难以被救活。

第二时间段是指外伤发生后数分钟至3小时。伤病员多死于由外伤造成的颅脑血管或胸腹脏器血管破裂以及由内脏损伤、多发伤、严重骨折等造成的严重失血。这个阶段是抢救伤病员的"黄金时间"。如果抢救及时、正确，很多伤病员可以得救。

第三时间段是指伤后数日至数周。伤病员多由于继发性的严重感染及多脏器功能衰竭而死亡。

外伤发生后，伤病员是否死亡，在很大程度上取决于对其所采取的紧急救治措施。在一般情况下，外伤极其严重的伤病员往往挺不过第一时间段；挺过了第一时间段的伤病员能否挺过第二时间段，取决于现场急救以及医院急诊室的救治水平；伤病员在第三时间段的情况则取决于医院重症监护病房（ICU）的救治水平。由此看来，掌握基本的外伤自救互救知识，在"黄金时间"内积极进行现场急救，意义十分重大。

二、外伤的主要类型

外伤多种多样。全身各种组织、器官都可能受到损伤，表现形式各异。现场急救应区分以下四种类型的损伤。

（一）闭合性损伤

闭合性损伤见于钝器伤、跌伤和撞伤。通常伤病员体表无伤口，受伤处肿胀、青紫，可伴有骨折及内脏损伤，因而伤病员可出现休克。外伤发生时，人们的注意力常集中在皮下出血、淤血及骨折、疼痛等直观的症状，肝脏、脾脏、肾脏等内脏挫裂伤常被忽视或漏诊。因此，伤病员体表这些部位在遇到暴力外伤时，现场急救人员应在人体体表投影（图 5-1-1）的相应位置进行检

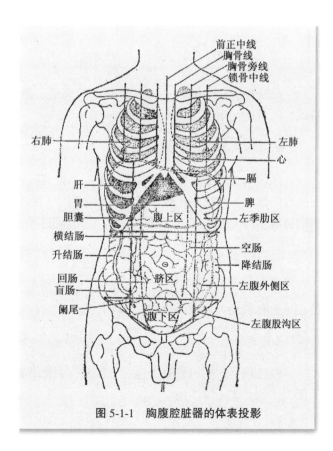

图 5-1-1　胸腹腔脏器的体表投影

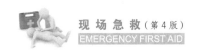
查，要首先排除相应部位内脏的损伤。正因为闭合性损伤容易被忽视，所以在发生跌伤、撞伤后，伤病员往往需要去医院做进一步检查。

（二）开放性损伤

开放性损伤见于锐器伤和其他严重创伤。通常伤病员体表有伤口，感染机会增加，失血较多。伤病员如果有大动脉血管损伤，出血呈喷射状，短期内就会出现休克，因此现场急救人员须立即为其止血、包扎。

（三）多发伤

多发伤是指同一致伤因素同时或相继造成一个以上部位的严重创伤。多发伤者组织、脏器损伤严重，病死率高。现场急救人员要特别注意对呼吸、脉搏和脏器损伤的判断，防止遗漏伤情。

（四）复合伤

复合伤是指由不同致伤原因同时或相继造成的不同性质的损伤，例如车祸致伤的同时又受到汽车水箱热水的烫伤。复合伤增加了创伤的复杂性。现场急救人员要针对不同性质的损伤进行相应救护。

三、外伤现场急救的目的

外伤现场急救通常由"第一目击者"完成，是将伤病员转送至医院进一步治疗的基础。其目的如下：

（一）抢救、维持伤病员生命

外伤伤病员由于重要脏器损伤（心、脑、肺、肝、脾及颈部脊髓损伤）及大出血所引起的休克，可出现呼吸、循环功能障碍。故在循环骤停时，现场急救人员要立即对伤病员实施心肺复苏术，以维持生命，为医院进一步抢救赢得时间。

（二）减少出血，防止休克

严重外伤或大血管损伤的出血量大。现场急救人员要迅速用一切可能的方法为伤病员止血。有效止血是现场急救的基本任务。

（三）保护伤口

开放性损伤的伤口要妥善包扎。保护伤口能预防和减少伤口污染，减少出血，保护深部组织免受进一步损伤。

（四）固定骨折

现场急救人员要用最简便、有效的方法固定骨折部位。骨折固定能减少骨折端对神经、血管等组织结构的损伤，同时能缓解疼痛。对颈椎骨折予以妥善固定，能防止搬运过程中对脊髓的损伤。

（五）防止并发症

现场急救人员要注意防止脊柱骨折造成脊髓损伤、止血带过紧造成缺血坏死、胸外挤压用力过猛造成肋骨骨折，以及骨折固定不当造成血管、神经损伤和皮肤损伤等并发症。

（六）便于快速转运

对外伤伤病员做现场急救能防止或延缓伤情恶化，便于在最短的时间内将伤病员安全地转运到就近有能力实施救治的医院。

四、外伤现场急救的程序

外伤发生多为突发性事件，现场急救的情况错综复杂。尤其是当同时有多人受伤及有多发伤、复合伤等严重创伤时，现场急救更需要快速、有的放矢、有条不紊地进行。现场急救人员要树立整体意识，重点、全面了解伤情，避免遗漏，注意保护自身和伤病员的安全。尽可能佩戴个人防护用品，戴上医用手套，或用几层纱布、干净布片、塑料袋替代。操作要迅速、平稳，防止损伤加重。外伤现场急救的程序如下：

（1）了解致伤因素，判断现场危险是否已解除。按正确的搬动方法使伤病员脱离现场和危险环境，选择就近、安全、平坦的救护场地。

（2）及时呼救，拨打急救电话。

（3）置伤病员于适当体位，迅速判断伤情。首先判断伤病员的神志、呼吸、心跳、脉搏是否正常，是否有大出血，然后依次判断头、脊柱、胸部、腹部、骨盆、四肢的感觉和运动情况，以及受伤部位、伤口大小、出血多少、是否有骨折。如果发现同时有多个伤病员，则要做基础的检伤分类，分清轻伤、重伤伤病员。

（4）发现伤病员呼吸、心跳停止时，立即进行心肺复苏术，以抢救生命。

（5）发现伤病员有大血管损伤出血时，立即止血。

（6）发现伤病员四肢瘫痪，考虑颈椎骨折、脱位时，先固定颈部，然后固定四肢。

（7）优先包扎头部、胸部、腹部伤口以保护内脏，然后包扎四肢伤口。

（8）在有监护的条件下安全、迅速地转运伤病员。

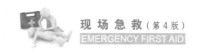

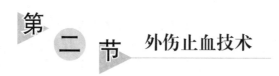

第二节 外伤止血技术

在各种突发外伤中，出血往往是突出表现。现场及时、有效的止血能减少出血，保存有效血容量，防止休克发生。因此，有效地止血是挽救生命、降低病死率、为伤病员进一步治疗赢得时间的重要技术。然而，现场急救条件通常较差，现场急救人员须因地制宜，就地取材，正确使用止血方法，这样才能有效止血。

一、概述

血液是维持生命的重要物质。成年人的血液约占自身体质量的8%，即每千克体质量拥有60~80毫升血液。

（一）止血的目的

止血的目的是控制出血，保存有效的血容量，防止休克，以挽救生命。

（二）失血量估计

如果血流持续并稳定，失血量明显较大，约等于200毫升，可说明伤口危及生命。失血量占全身血容量的20%（约800毫升）可造成轻度休克，伤病员脉搏此时达100次/分以上；失血20%~40%（800~1600毫升）可造成中度休克，伤病员脉搏达120次/分以上；失血40%（1600毫升）以上可造成重度休克，伤病员脉搏细弱、触摸不清，随时可能危及生命。

二、出血类型

（一）根据出血部位分类

1. 皮下出血

皮下出血多为跌、撞、挤、挫伤等造成的皮下软组织内出血，可形成血肿、瘀斑，短期内可自愈。

2. 内出血

内出血是指深部组织和内脏损伤导致血液流入组织内或体内，形成脏器血肿或积血。内出血从外表看不见，只能根据伤病员的全身或局部症状，如皮肤湿冷、出汗、面色苍白或发绀、表情淡漠、心率加快、脉搏细弱、胸部或腹部疼痛等来判断。内出血对伤病员的健康和生命威胁很大，且常被出血、淤血、骨折等明显的伤痛掩盖。

3. 外出血

外出血是指机体受到外伤后，血管破裂，血液从伤口流出体外。依血管损伤的种类不同，外出血通常分成动脉出血、静脉出血和毛细血管出血三种类型。外出血的类型可以根据出血的情况和血液的颜色来判断。

（1）动脉出血：动脉血管压力较大，出血时血液自伤口向外喷射或一股一股地冒出。血液为鲜红色，出血速度快、量多。在短时间内人体大量失血会危及生命。

（2）静脉出血：血液呈暗红色，呈涌出状或徐徐外流，速度稍缓慢，量中等。

（3）毛细血管出血：微小的血管出血时，血液像水珠样流出或渗出，由鲜红色变为暗红色，量少，多能自行凝固止血。

（二）根据血管损伤程度分类

1. 小血管损伤出血

小血管损伤出血部位为体表或肢端的表浅伤口，出血速度慢，出血量小。损伤的小血管会很快回缩，并通过自身凝血机制形成血栓而自行凝血。这类出血只需包扎伤口即可达到止血目的。

2. 中等血管损伤出血

伤口较深、较大，肌肉断裂、碾锉，长骨干骨折，肢体离断等都会损伤中等动脉，导致活动性出血，且出血较多，伤病员可出现休克。如果救护及时，出血一般不危及生命。采用指压法、加压包扎止血法可达到止血的目的，必要时可用止血带。

3. 大血管断裂出血

颈动脉、股动脉、腋动脉断裂出血呈喷射状。肝脾破裂、骨盆骨折时出血量均大。短期内伤者可出现休克，甚至死亡。大血管损伤时，迅速、有效地止血是挽救伤病员生命的关键措施，还可以结合其他止血法止血。在对伤病员进行现场急救的同时，要拨打"120"急救电话紧急呼叫救援医疗服务系统，并特别说明伤势。

三、失血的判断要点

外出血容易被发现，而内出血从外部很难发觉。无论是外出血还是内出血，失血量较多时，伤病员均会出现出血性休克的表现，例如面色苍白、口渴、冷汗淋漓、手足发凉、软弱无力、呼吸急迫、心慌气短、脉搏快而弱甚至触摸不清、血压下降、表情淡漠，甚至神志不清。

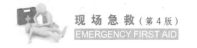

四、止血材料

（一）敷料

敷料可用来覆盖伤口。纱布垫、创可贴、创伤敷料均为无菌敷料。如果没有无菌敷料，可以用干净的毛巾、衣物、布料、餐巾纸等替代。敷料的长度要比伤口的长度长至少3厘米。敷料要有一定的厚度、柔软并对伤口产生均匀的压迫。使用敷料的目的是控制出血、吸收血液，并引流液体、保护伤口、预防感染。

（二）止血带

现场急救人员可就地取材，用布料做成止血带，如用三角巾（边长为95厘米的正方形棉布对角裁开）、毛巾、手绢、布料、衣物等折成三指宽的宽带以应急需。尽可能使用医用气囊止血带、表式止血带，禁止用电线、铁丝、绳子等替代止血带。

五、止血方法

止血的方法有包扎止血法、加压包扎止血法、指压止血法、填塞止血法、止血带止血法、加垫屈肢止血法等。

止血操作注意事项如下：

（1）尽可能戴上医用手套。如无医用手套，可用敷料、干净布片、塑料袋、餐巾纸作为隔离层。

（2）如果必须用裸露的手处理伤口，则在处理完成后，要用肥皂水清洗手，然后用消毒剂消毒。

（3）要脱去或剪开伤者的衣服，暴露伤口，检查出血部位。

（4）根据伤口出血的部位与出血量的多少，采用不同的止血方法止血。在大血管损伤时，通常将多种方法结合使用。

（5）在万不得已的情况下才可使用止血带。

（6）在肢体出血时，应将受伤处抬高至超过心脏的高度。

（7）不要去除被血液浸透的敷料，而应在其上另加敷料，并保持压力。

（8）不要对嵌有异物或骨折断端外露的伤口直接压迫止血。

（一）包扎止血法

该法用于血管损伤小、出血量少的表浅伤口。

（1）创可贴止血。将创可贴的一边先粘贴在伤口的一侧，然后向对侧拉紧，粘贴另一侧。

（2）敷料包扎止血。将敷料、纱布覆盖在伤口上，注意敷料、纱布要有足够的厚度，覆盖面边缘要超过伤口边缘至少 3 厘米。可选用不黏伤口、吸收性强的敷料。

（3）就地取材止血。选用洁净的三角巾、手帕、纸巾、清洁布料等包扎止血。

（二）加压包扎止血法

该法适用于全身各部位的小动脉、静脉、毛细血管出血。用敷料或其他洁净的毛巾、手绢、三角巾等覆盖伤口，加压包扎，达到止血的目的。

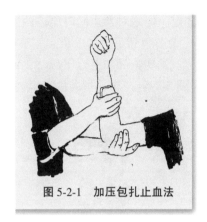

图 5-2-1　加压包扎止血法

操作要点（图 5-2-1）如下：

（1）让伤病员取卧位，抬高其伤肢（骨折除外）。

（2）检查伤口有无异物。

（3）如无异物，用敷料覆盖伤口，且敷料边缘要超过伤口边缘至少 3 厘米。如果发现敷料已被血液浸湿，就在被浸湿的敷料上加敷一块敷料。

（4）施加压力直接压迫出血部位，用绷带、三角巾等进行包扎。

（5）如果发现伤口处有异物，如扎入身体导致外伤出血的剪刀、小刀、玻璃片等，应保留异物，并在伤口边缘将异物固定。

（6）用绷带加压包扎。

（三）指压止血法

用手指压迫伤口近心端的动脉，阻断动脉血运，能达到快速、有效止血的目的。指压止血法多用于头颈部和四肢出血多的伤口。

操作注意事项如下：① 准确掌握动脉压迫点。② 压迫力度要适中，以伤口不出血为准。③ 该法仅用于短时急救止血。④ 保持伤处肢体抬高。

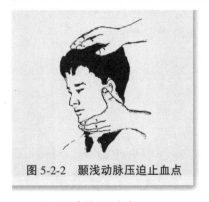

图 5-2-2　颞浅动脉压迫止血点

1. 颞浅动脉压迫点

发现头顶部及前额出血时，可在同侧耳前对准耳屏上前方 1.5 厘米处用拇指压迫颞浅动脉止血（图 5-2-2）。头皮血管丰富，损伤后出血多，不易止血，可同时用纱布压在伤口上，用绷带、三角巾等进行包扎。

2. 枕动脉压迫点

发现头部后面出血时，应压迫同侧枕动脉。压迫点在耳朵后面乳突附近的动脉搏动处。

3. 面动脉压迫点

发现面部出血时，可压迫同侧面动脉。压迫点位于下颌角前面半寸的凹陷处（图 5-2-3）。须用手指正对下颌骨压迫面动脉。

4. 颈总动脉压迫点

发现颈动脉损伤出血时，首先用指压同侧颈总动脉止血，用大拇指压迫出血的近心端，向中间的颈椎横突压迫，（图5-2-4）并迅速拨打急救电话。如果转运时间较长，可用无菌纱布填塞伤口，或用大块干净布料或多条三角巾卷成团，压在出血部位，使伤病员头部向出血侧侧屈、同侧上臂抬高，压迫颈部，用绷带或三角巾等经头及上臂缠绕固定。但绝对禁止同时压迫两侧颈总动脉，以免引起大脑缺氧而昏迷。

5. 锁骨下动脉压迫点

发现腋部和上臂出血时，可压迫锁骨下动脉。压迫点在锁骨上方、胸锁乳突肌外缘（图5-2-5）。用手指向后方第一肋骨压迫。

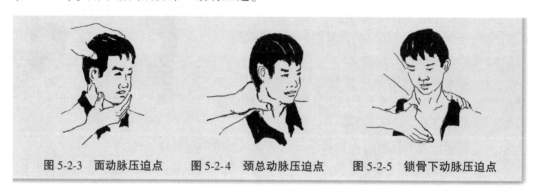

图 5-2-3　面动脉压迫点　　图 5-2-4　颈总动脉压迫点　　图 5-2-5　锁骨下动脉压迫点

6. 肱动脉压迫点

前臂及手部出血时，在上臂中段的内侧摸到肱动脉搏动后，用拇指按压可止血（图5-2-6）。

7. 桡、尺动脉压迫点

腕及手掌部出血时，要同时将桡、尺动脉压于桡、尺骨上才可止血。桡、尺动脉在腕部掌面两侧（图5-2-7）。

8. 指掌侧固有动脉压迫点

手指两侧有两条小动脉供血。可用对侧手的拇、食二指紧紧捏住伤指两侧根部的指动脉（图5-2-8），再用一小块纱布压在伤口上，用绷带缠绕固定纱布。

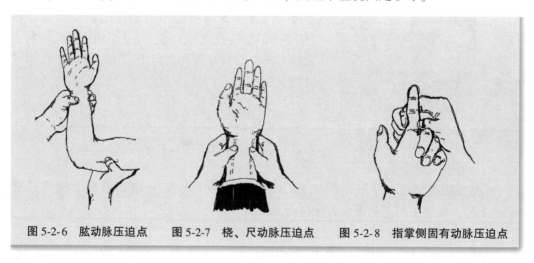

图 5-2-6　肱动脉压迫点　　图 5-2-7　桡、尺动脉压迫点　　图 5-2-8　指掌侧固有动脉压迫点

9. 股动脉压迫点

发现下肢大出血时，可压迫股动脉。压迫点位于腹股沟韧带中点偏内侧的下方（腹股沟皱纹中点）股动脉搏动处，用手指向下方的股骨面压迫（图 5-2-9）。如果转运时间较长，可试行加压包扎或用止血带为伤病员止血。

10. 腘动脉压迫点

发现小腿及以下严重出血时，在腘窝中部摸到腘动脉搏动后用拇指向腘窝深部压迫（图 5-2-10）。腘窝处动脉受损时，出血量大，指压止血后可用加垫屈肢止血法止血。

11. 胫后动脉和足背动脉压迫点

发现足部出血时，可用两手的拇指分别压迫内踝与跟骨之间的胫后动脉和足背皮肤皱纹处中点的足背动脉（图 5-2-11）。

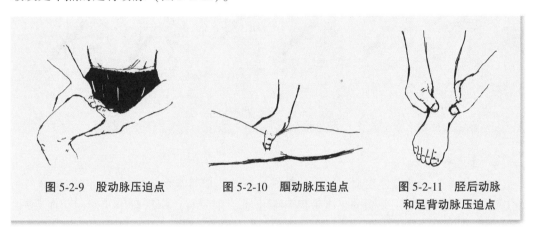

图 5-2-9　股动脉压迫点　　　图 5-2-10　腘动脉压迫点　　　图 5-2-11　胫后动脉和足背动脉压迫点

（四）填塞止血法

伤口较深、较大，组织损伤严重，可能损伤中等血管。出血多时，可将消毒纱布、敷料（现场没有这些材料的话，可用干净的布料替代）轻轻塞进伤口，将伤口填实，用纱布覆盖伤口，然后用绷带绕肢体加压包扎，压迫止血。（图 5-2-12）

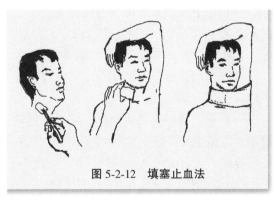

图 5-2-12　填塞止血法

（五）止血带止血法

只有在四肢有大血管损伤或伤口大、出血量多，采用上述止血方法仍不能止血时，方可选用布料止血带止血法。此法仅限于在紧急情况下临时使用。由于布料止血带没有弹性，如果缠绕过紧，会造成肢体损伤或缺血坏死，所以要谨慎使用止血带止血法。禁用钢丝、绳索、电线等当作止血带。

止血带止血

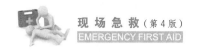
1. 操作要点（图 5-2-13）

（1）将三角巾折叠成带状或将床单等布料撕成三指宽的布带。

（2）在出血的近心端垫好衬垫（绷带、毛巾、平整的衣物等）。

（3）用制作好的布料带在衬垫上加压绕肢体一周，两端向前拉紧，打一个活结。

（4）取绞棒插在带状的外圈内，提起绞棒绞紧，边绞边观察伤口出血情况，直至伤口不再有大量出血。将绞紧后的棒的另一端插入活结小圈内固定。

（5）最后记录止血带安放时间。

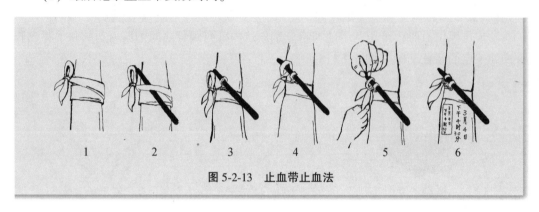

图 5-2-13　止血带止血法

2. 注意事项

对于危及生命的肢体出血，应尽快使用预制的止血带止血。如果不能立即获得预制的止血带，或正确使用预制的止血带仍不能止血，则应直接用手按压并使用止血敷料，以治疗危及生命的肢体出血。

（1）止血带应放在伤口的近心端。在上臂和大腿处使用止血带时，应将止血带绑在其上 1/3 的部位。上臂的中段以下的部位不可使用止血带，以免压迫损伤桡神经，引起上肢麻痹。大腿中段以下的动脉位置较深，不容易压迫住。

（2）使用止血带时，必须以平整的衬垫（绷带、毛巾、平整的衣物等）保护皮肤，不能直接绑在皮肤上。

（3）止血带松紧要适度，以摸不到远端脉搏和使出血停止为度。止血带不可绑得过紧，以免伤及神经；也不可绑得过松，因为过松时压力不够大，没有压瘪动脉而仅压住了静脉，会影响静脉血回流，使出血增多，还会引起肢体肿胀和坏死。

（4）注明使用止血带的时间。止血带每隔 1 小时（上肢）至 2 小时（下肢）应松解 1 次，每次松解 1~2 分钟（此时可用指压法暂时止血）。在寒冷季节则每隔半小时松解 1 次。松解时应慢慢解开，可于松开后移到稍高的位置重新绑扎。

（5）应固定好使用止血带的肢体。冬季要注意保暖，以免导致冻伤。

（6）严格掌握止血带的使用方法。能用其他方法临时止血时，不要轻易使用止血带止血法。

如果伤口不适于使用预制止血带，如头部、颈部、胸部、腹部、肩部或臀部伤口，则应该直接用手按压实现初步止血。如果有止血敷料，可以在直接用手按压的同时使用止血敷料，以治疗危及生命的外出血。

（六）加垫屈肢止血法

对于外伤出血量较大、肢体无骨折损伤者，可采用加垫屈肢止血法止血。

1. 上肢加垫屈肢止血

（1）前臂加垫屈肢止血法。发现前臂出血时，在肘窝处放置纱布垫或毛巾、衣物等，使肘关节屈曲，用绷带或三角巾做屈肘位固定。（图5-2-14）

（2）上臂加垫屈肢止血法。发现上臂出血时，在腋窝处加垫，使前臂屈曲于胸前，用绷带或三角巾将上臂固定在胸前。（图5-2-15）

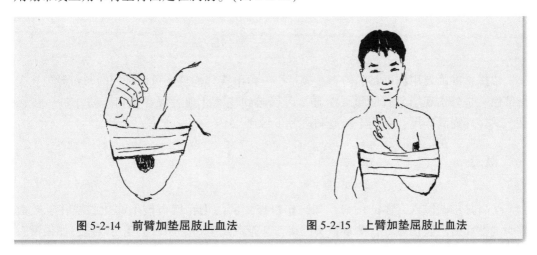

图5-2-14　前臂加垫屈肢止血法　　　　图5-2-15　上臂加垫屈肢止血法

2. 下肢加垫屈肢止血

（1）小腿加垫屈肢止血法。发现小腿出血时，在腘窝处加垫，使膝关节屈曲，用绷带或三角巾做屈膝位固定。（图5-2-16）

（2）大腿加垫屈肢止血法。发现大腿出血时，在大腿根部加垫，使髋、膝关节屈曲，用绷带或三角巾将腿与躯干固定。（图5-2-17）

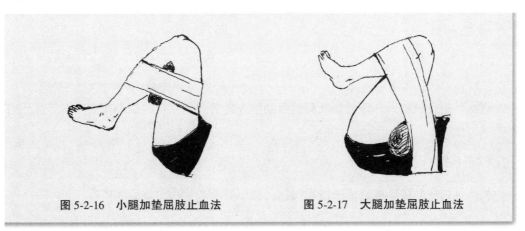

图5-2-16　小腿加垫屈肢止血法　　　　图5-2-17　大腿加垫屈肢止血法

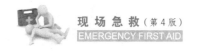

3. 注意事项

对有骨折和怀疑骨折或关节损伤的肢体，不能用加垫屈肢止血法止血，以免引起骨折端错位和剧痛。使用加垫屈肢止血法时要经常注意肢体远端的血液循环。如果血液循环完全被阻断，则每隔 1 小时左右慢慢松开绷带或三角巾 1 次，观察 3～5 分钟，以防肢体坏死。

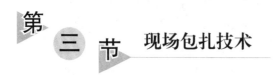

第三节 现场包扎技术

快速、准确地用创可贴、纱布、绷带、三角巾或其他现场可以利用的布料等包扎受伤部位，是外伤现场急救的重要一环，可以起到快速止血、保护伤口、防止进一步污染、减轻疼痛的作用，有利于转运和进一步治疗。

一、概述

伤口是细菌侵入人体的门户。如果伤口被细菌污染，就可能引起化脓或并发败血症、气性坏疽、破伤风等，严重损害健康，甚至危及生命。所以，受伤以后，如果没有条件做清创手术，就要在现场先进行包扎。

包扎的目的：

（1）保护伤口，防止进一步污染，减少感染机会。

（2）减少出血，预防休克。

（3）保护内脏和血管、神经、肌腱等重要结构。

（4）便于转运伤病员。

二、伤口种类

（一）割伤

割伤是指组织被刀、玻璃等锋利的物品整齐地切开。割伤时如果伤及大血管，会引起大量出血。

（二）擦伤

擦伤是指皮肤被摩擦造成的浅表损伤。擦伤时可产生小出血点和擦痕。

（三）刺伤

刺伤是指被尖锐的小刀、针、钉子等扎伤。通常刺伤的伤口小而深，易引起内层组织受损，同时可有异物存留，伤后易并发感染。

（四）枪伤

子弹可穿过身体而出或停留于体内，因此，枪伤者身体表面可见 1～2 个伤口，体内组织、脏器等也可能受伤。

（五）挫裂伤

挫裂伤多由受硬物撞击或压伤、钝物击伤所致，所以，挫裂伤者通常局部组织损伤较重，裂开的伤口创缘参差不齐，血管撕裂出血，且常粘附污物。

（六）撕脱伤

人体的某一部分（常为发辫）或衣袖被卷入转动的机器内，会使大片头皮或手部皮肤、肌腱从原来的组织中撕脱，造成撕脱伤。通常撕脱伤的创缘极不规则，局部出血多，易并发创伤性休克。

三、伤口的判断

现场处理时，要仔细检查伤口的位置、大小、深浅、污染程度及有无异物。
判断要点如下：
（1）伤口深、出血多通常提示可能有大血管损伤。
（2）胸部伤口通常提示可能有气胸。
（3）腹部伤口通常提示可能有肝、脾或胃肠损伤。
（4）肢体畸形通常提示可能有骨折。
（5）异物扎入人体通常提示可能损伤大血管、神经或重要脏器。

四、包扎材料

常用的包扎材料有创可贴、三角巾、弹力绷带、纱布绷带、胶布条，以及就近方便可用的材料，如毛巾、头巾、衣服等。

（一）创可贴

创可贴有各种大小不同的规格，适用于较小的创伤。

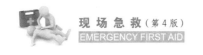

（二）绷带

卷状绷带有不同的宽度、长度及不同的材料。手指、手腕、上肢等身体不同部位的损伤可用不同宽度的绷带包扎。纱布绷带有利于伤口渗出物的吸收。高弹力绷带多用于关节部位损伤。一头卷起的为单头带；两头同时卷起的为双头带；绷带两端被剪开的即为四头带。

（三）就地取材

干净的衣物、毛巾、床单、领带、围巾等都可作为临时性包扎材料。

（四）胶带

胶带有多种宽度，呈卷状，用于固定绷带、敷料块。对一般胶带过敏者，可选用纸胶带。

（五）三角巾

（1）三角巾规格：用一块边长95厘米的正方形棉布，沿其对角线剪开，即得到两条三角巾。三角巾有一个顶角与两个底角。

（2）折叠成条形：先把三角巾的顶角折向底边中央，然后根据需要折叠成三横指或四横指宽的条带。

（3）燕尾式：将三角巾的两底角对折重叠，然后将两底角错开，形成夹角，即得到燕尾巾。燕尾巾的夹角大小可根据包扎部位的不同而定。

（4）环形圈垫：用三角巾折成带状或用绷带的一端在手指周围缠绕两次，形成环状，将另一端穿过此环，并反复缠绕拉紧。

五、包扎方法

包扎伤口时动作要快、准、轻、牢，不遗漏伤口。包扎时注意不要碰撞伤口，以免加重伤口的疼痛和加大出血。包扎要牢固，但不宜过紧，以免妨碍血液循环和压迫神经。

（一）创可贴、尼龙网套包扎法

创可贴和尼龙网套是新型包扎材料，应用于表浅伤口、头部及手指伤口的包扎，现场使用方便、有效。

（1）尼龙网套具有良好的弹性，使用方便，头部及肢体均可用它包扎。先用敷料覆盖伤口，再将尼龙网套套在敷料上。

（2）各种规格的创可贴透气性能好，还有止血、消炎、止疼、保护伤口等作用，且使用方便，包扎效果佳。

（二）绷带包扎法

1. 环形包扎法

环形包扎法（图 5-3-1）是绷带包扎中最常用的方法，适用于肢体粗细较均匀处伤口的包扎。其操作要点如下：

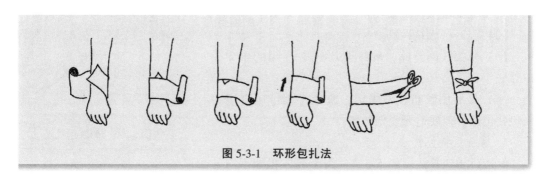

图 5-3-1 环形包扎法

（1）用无菌敷料覆盖伤口，一只手将绷带固定在敷料上，另一只手持绷带卷围绕肢体紧密缠绕。

（2）将绷带一端打开，稍呈斜状环绕第 1 圈，然后将第 1 圈斜出的一角压入环形圈内，环绕第 2 圈。

（3）加压绕肢体环形缠绕 4～5 圈，每圈盖住前一圈，绷带缠绕范围要超出敷料边缘。

（4）最后用胶布粘贴固定，或者将绷带尾直接塞入包扎位置，但要避开受伤位置。

2. "8"字形包扎法

包扎手掌、腕部、肘部、踝部和其他关节处伤口可用"8"字形包扎法（图 5-3-2），选用弹力绷带。其操作要点如下：

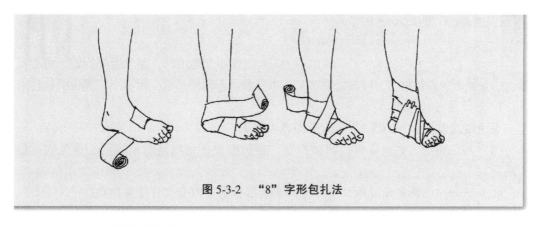

图 5-3-2 "8"字形包扎法

（1）用无菌敷料覆盖伤口。

（2）在关节的一端先环形缠绕两圈，再在关节上下呈"8"字形缠绕。

（3）最后用胶布粘贴固定，或者将绷带尾直接塞入包扎位置，但要避开受伤位置。绷带不可打结，以免肢体肿胀造成血液循环不畅。

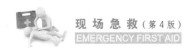

（4）包扎手时从腕部开始，先环形缠绕两圈，然后经手和腕呈"8"字形缠绕，最后按要点（3）的方法将绷带固定于腕部。

3. 螺旋包扎法

螺旋包扎法（图 5-3-3）适用于上肢、躯干的包扎。其操作要点如下：

螺旋包扎

（1）用无菌敷料覆盖伤口。

（2）先环形缠绕两圈。

（3）从第 3 圈开始，环绕时压住上一圈的 1/2 或 1/3。

（4）最后用胶布粘贴固定，或者将绷带尾直接塞入包扎位置，但要避开受伤位置。

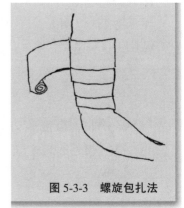

图 5-3-3 螺旋包扎法

4. 螺旋反折包扎法

螺旋反折包扎法（图 5-3-4）用于肢体粗细不均匀部位（如小腿、前臂等）伤口的包扎。其操作要点如下：

（1）用无菌敷料覆盖伤口。

（2）先用环形法固定始端。

（3）螺旋方法是每圈反折 1 次。反折时，一只手拇指按住绷带上面的正中处，另一只手将绷带向下反折，向后绕并拉紧。注意反折处不要在伤口上。

（4）最后用胶布粘贴固定，或者将绷带尾直接塞入包扎位置，但要避开受伤位置。

（三）三角巾包扎法

使用三角巾时，注意边要固定、角要抓紧、中心伸展、敷料贴实，可按需要将三角巾折叠成不同的形状，用于不同部位的包扎。

图 5-3-4 螺旋反折包扎法

1. 头顶帽式包扎法

头顶帽式包扎法（图 5-3-5）的操作要点如下：

（1）将三角巾的底边叠成约两横指宽，将边缘置于伤病员前额齐眉，顶角向后位于脑后。

（2）三角巾的两底角经两耳上方拉向头后部枕骨下方交叉并压住顶角。

（3）将三角巾两底角绕回前额相遇时打结。

（4）将顶角拉紧，掖入头后部交叉处。

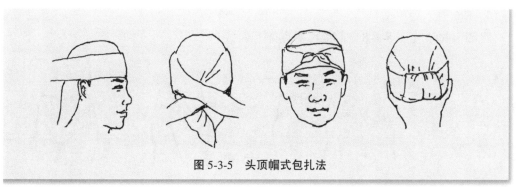

图 5-3-5　头顶帽式包扎法

2. 肩部包扎法

（1）单肩包扎法（图5-3-6）。其操作要点如下：① 将三角巾折叠成燕尾式，让燕尾夹角约成90°，大片在后，压住小片，放于肩上。② 将燕尾夹角对准侧颈部。③ 使燕尾底边两角包绕上臂上部并打结。④ 拉紧两燕尾角，分别经胸、背部至对侧腋下打结。

（2）双肩包扎法。其操作要点如下：① 将三角巾折叠成燕尾式，让燕尾夹角约成120°。② 将燕尾披在双肩上，让燕尾夹角对准颈后正中部。③ 让燕尾角过肩，由前往后包肩于腋下，与燕尾底边打结。

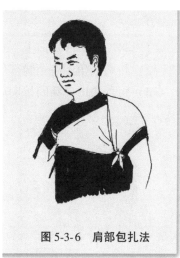

图 5-3-6　肩部包扎法

3. 胸部包扎法

胸部包扎法（图5-3-7）的操作要点如下：

（1）将三角巾折叠成燕尾式，让燕尾夹角约成100°。

（2）将燕尾置于胸前，夹角对准胸骨上凹。

（3）将两燕尾角过肩置于背后。

（4）将燕尾顶角系带，围胸在背后打结。

（5）将一燕尾角系带拉紧绕横带后上提，再与另一燕尾角打结。

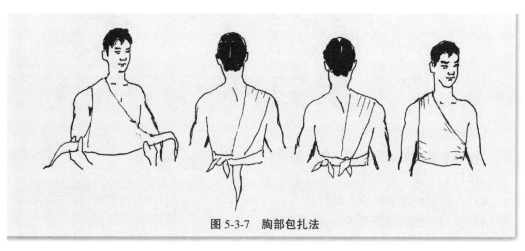

图 5-3-7　胸部包扎法

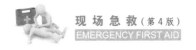
4. 腹部包扎法

腹部包扎法（图5-3-8）的操作要点如下：

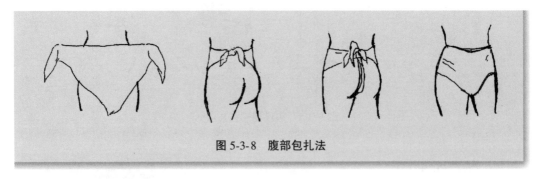

图 5-3-8　腹部包扎法

（1）将三角巾底边向上、顶角向下横放在腹部，让顶角对准两腿之间。

（2）将两底角围绕至腰部后打结。

（3）将顶角由两腿间拉向后面与两底角连接处打结。

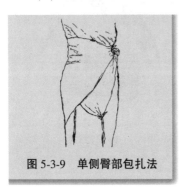

图 5-3-9　单侧臀部包扎法

5. 单侧臀部包扎法

单侧臀部包扎法（图5-3-9）的操作要点如下：

（1）将三角巾叠成燕尾式，让夹角约成60°朝下对准外侧裤线。

（2）让伤侧臀部的后大片压着前面的小片。

（3）将顶角与底边中央分别过腹腰部至对侧打结。

（4）将两底角包绕伤侧大腿根后打结。

6. 手（足）包扎法

手（足）包扎法（图5-3-10）的操作要点如下：

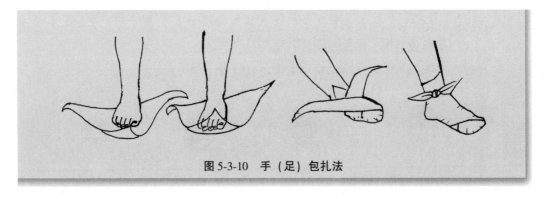

图 5-3-10　手（足）包扎法

（1）将三角巾展开。

（2）让手指或足趾尖对向三角巾的顶角。

（3）将手掌或足平放在三角巾的中央。

（4）在指缝或趾缝间插入敷料。

（5）将顶角折回，盖于手背或足背。

（6）将两底角分别围绕至手背或足背处交叉，再在腕部或踝部围绕一圈后在手背处或足背处打结。

7. 膝部带式包扎法

膝部带式包扎法（图5-3-11）的操作要点如下：

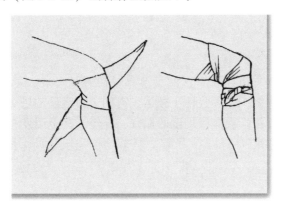

图 5-3-11　膝部带式包扎法

（1）将三角巾折叠成适当宽度的带状。

（2）将中段斜放于受伤部位，两端向后缠绕，返回时将两端分别压于中段上、下两边。

（3）包绕肢体一周后打结。

注意事项：

（1）操作时尽可能戴上医用手套。如果无手套，可用敷料、干净布片、塑料袋、餐巾纸作为隔离层。

（2）必须脱去或剪开伤病员的衣服，暴露伤口，检查伤情。

（3）要严密封闭伤口，防止污染伤口；用妥善的方法止血、包扎。

（4）不要用水冲洗伤口（化学伤除外）。

（5）对嵌入异物或骨折断端外露伤者应保持其原位，并对伤口进行保护后再包扎。

（6）不要在伤口上涂抹药膏。

（7）要在伤口上加盖敷料，不要在伤口上使用弹力绷带。

（8）不要将绷带缠绕过紧，应经常检查肢体血运。发现有绷带过紧的体征（手、足的甲床发绀；绷带缠绕肢体远心端皮肤发绀，有麻木感或感觉消失；手指、足趾不能活动）时，应立即松开绷带，重新缠绕。

（9）不要将绷带缠绕于手指、足趾末端，除非有损伤。发现末端循环不良时应注意观察甲床颜色的变化。

（10）如果必须用裸露的手处理伤口，那么在处理完毕后要用肥皂水洗手，并用消毒剂消毒。

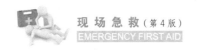

第四节　现场骨折固定

正确、良好的现场骨折固定不仅能迅速减轻伤病员疼痛，减少出血，防止损伤脊髓、血管、神经等重要组织，而且便于搬运，有利于转运后的进一步治疗。如果骨折不固定，在搬运过程中骨折端会刺破周围的血管、神经，甚至引发脊柱骨折，造成脊髓损伤，导致截瘫等严重后果。

一、概述

由于受外力撞击、扭曲、肌肉过分牵拉、机械性碾伤、本身疾病等，骨的完整性或连续性遭到破坏，发生骨破裂、折断、粉碎，称为骨折。交通事故、从高处跌下、骨结核、骨肿瘤等均可引起骨折。

骨折固定的目的如下：

（1）制动，减轻伤病员的疼痛。

（2）避免损伤周围组织、血管、神经。

（3）减少出血和肿胀。

（4）防止闭合性骨折转化为开放性骨折。

（5）便于搬运伤病员。

二、骨折类型

骨折的分类方法多种多样，主要分为闭合性骨折和开放性骨折两类。

（一）闭合性骨折

闭合性骨折是指骨折断端与外界或体内空腔脏器不相通，骨折处的皮肤、黏膜没有破损的一类骨折。它又分为单纯性骨折和粉碎性骨折。单纯性骨折的骨面只有1条骨折线（图5-4-1），粉碎性骨折的骨头碎裂成3块以上（图5-4-2）。

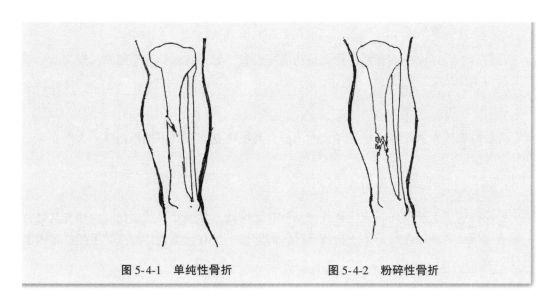

| 图 5-4-1 单纯性骨折 | 图 5-4-2 粉碎性骨折 |

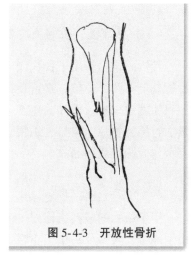

图 5-4-3 开放性骨折

（二）开放性骨折

开放性骨折是指骨折断端与外界或体内空腔脏器相通，骨折处皮肤、黏膜破裂受损，骨折断端与外界空气接触，暴露在体外的一类骨折。（图 5-4-3）

三、骨折的判断

骨折的类型和部位不同，其症状不完全相同，但一般来说开放性骨折较易判断，而闭合性骨折的判断较困难，有时要借助仪器设备才能明确诊断。骨折部位主要有以下表现。

（一）疼痛

骨折部位会出现疼痛，活动时疼痛加剧，局部有明显的压痛，也可出现轴心叩击痛。

（二）肿胀

由于骨折端小血管损伤出血和软组织水肿，骨折部位可出现肿胀，皮下可能有淤血、绀青。

（三）畸形

由于骨折端的错位，肢体常发生弯曲、旋转、缩短等畸形。骨折端完全断离时，还可出现假关节样的异常活动，可有骨摩擦音。

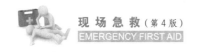

（四）功能障碍

骨折后，肢体原有的骨骼杠杆支持功能将丧失，如上肢骨折时不能拿、提物品，下肢骨折时不能站立、行走。

（五）大出血

骨折端刺破大血管时，往往导致大出血，甚至休克，有时可损伤内脏。大出血多见于骨盆骨折。

（六）循环、神经损伤的检查

发现伤病员上肢损伤时应检查其桡动脉有无搏动，发现其下肢损伤时应检查其足背动脉有无搏动。触压伤病员的手指或足趾，询问伤病员有何感觉，检查其手指或足趾能否自主活动。

四、骨折固定材料

（一）脊柱板、头部固定器、颈托、夹板等

骨折固定材料用于扶托固定伤肢，其长度、宽度要与伤肢相适应，长度一般要超过骨折处上下两个关节。进行现场骨折固定时，通常不可能达到常规的骨折固定要求，往往只能就地取材。例如，厚2～3厘米、长和宽超过伤病员人体高度和肩宽的木板、门板、竹竿、竹片、树枝、木棍、硬纸板、枪支、刺刀，以及伤病员躯干、健侧下肢等，都可作为固定代用品。

（二）敷料

用于垫衬的敷料有棉花、毛巾、布块、衣服等；用于包扎和捆绑夹板的敷料有三角巾、绷带、腰带、头巾、布带等，但不能用铁丝、电线。

五、骨折固定原则

（1）首先检查意识、呼吸、脉搏，处理严重出血。
（2）用绷带、三角巾、夹板固定受伤部位。如果发现有畸形，可按畸形位置固定。
（3）夹板的长度应能将骨折处的上下关节一起加以固定。
（4）对于开放性骨折，禁止用水冲洗，不涂抹药物，保持伤口清洁和骨折断端暴露，不要拉动断端，不要将断端送回伤口内。
（5）暴露肢体末端，以便观察血运。
（6）固定伤肢后，如有可能，应将伤肢抬高。
（7）如果认为现场对生命安全有威胁，要先将伤病员移至安全区再进行固定。
（8）临时固定只是为了制动，严禁当场整复，同时应预防伤病员休克。

六、骨折固定方法

现场急救人员要根据现场的条件和骨折的部位采取不同的固定方法，根据伤情选择固定器材，如以上提到的一些器材，也可根据现场条件就地取材。

骨折固定操作注意事项如下：

（1）置伤病员于适当位置，就地施救。为防止骨折断端刺伤神经、血管，在固定时不应随意搬动伤病员。

（2）应先止血，后包扎固定。

（3）防止夹板与关节、骨突出部位的皮肤磨损，在骨突处要加衬垫。

（4）先固定骨折的上端，再固定下端，然后固定断端的上下两个关节。绷带不要系在骨折处。

（5）对于前臂、小腿部位的骨折，尽可能在损伤部位的两侧放置夹板固定，以防止肢体旋转及避免骨折断端相互接触摩擦。

（6）固定后，上肢取屈肘位，下肢取伸直位。

（7）不能将外露的断骨送回伤口内，以免增加污染机会；如果发现外露的断骨自动缩回伤口内，则在将伤病员送达医院时要向医生说明。

（8）固定、捆绑的松紧度要适度。过松会失去固定作用，过紧则会影响血液循环。固定时应外露指（趾）尖，以便观察肢体末梢血运情况。如果发现指（趾）尖苍白或发绀，可能原因是固定包扎过紧，应放松后重新包扎固定。固定完成后应记录开始固定的时间，并迅速将伤病员送至医院进一步诊治。

（一）锁骨骨折

锁骨骨折常因车祸或跌倒时手臂伸展支撑或撞到肩部，使锁骨受到间接压力所致。通常表现为锁骨变形、有血肿、患侧肩胛下垂、肩部活动时疼痛加重。

锁骨骨折的固定方法如下：

（1）"8"字形绑扎法。判断发生锁骨骨折后，可用一条带状三角巾或长布带做"8"字形绑扎将骨折的锁骨固定（图5-4-4），然后用三角巾或衣物将前臂悬吊于胸前，即可进行转运。

（2）前臂悬吊固定。如果不了解骨折类型，为了尽量减少对骨折的刺激，防止损伤锁骨下血管，只用三角巾屈肘位悬吊

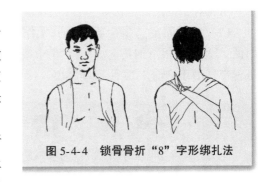

图5-4-4　锁骨骨折"8"字形绑扎法

上肢即可。无三角巾时，可用围巾代替，或用自身衣襟反折固定。幼儿锁骨骨折多为青枝骨折，只要用三角巾悬吊伤侧肢体即可直接将幼儿送往医院治疗。

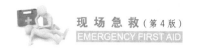
（二）上肢骨折

1. 肱骨骨折

肱骨骨折通常由摔伤、撞伤或击伤所致。其临床表现为上臂肿胀、淤血、疼痛，有骨折移位时引起畸形，上肢活动受限。桡神经紧贴肱骨干，易受损伤。因此，固定时，骨折处要加厚垫保护，以防止损伤桡神经。

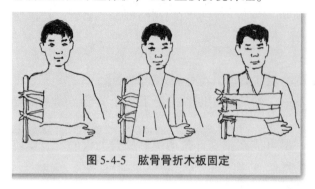

图 5-4-5　肱骨骨折木板固定

肱骨骨折的固定方法如下：

（1）木板固定（图 5-4-5）。其操作要点：① 取一块木板，放于上臂外侧。② 在木板下放衬垫。③ 用绷带或三角巾固定上臂上下两端。④ 取屈肘位悬吊前臂。⑤ 使指端露出，检查甲床血液循环情况。

（2）纸板固定。如现场无小夹板或木板，可用杂志或纸板替代。纸板固定的操作要点：① 将杂志或数十层纸板卷成半弧形，将弧形面放于肩部，包住上臂。② 用布带捆绑固定上臂。③ 取屈肘位悬吊前臂。④ 使指端露出，检查甲床血液循环情况。

（3）躯干固定。现场无夹板或其他可利用物时，可用三角巾或宽布带将上臂固定于胸廓。特别是肱骨髁上骨折，不宜采用夹板固定，以避免损伤肱动脉和正中神经。躯干固定的操作要点：① 将三角巾折叠成四指宽的布带或用宽布带通过上臂骨折部绕过胸廓在对侧打结固定。② 屈肘 90°，将前臂悬吊于胸前。

2. 前臂骨折

前臂骨折可为桡骨或尺骨骨折，或者桡、尺骨双骨折。前臂骨折相对稳定，血管神经损伤发生率较低。

前臂骨折的固定方法如下：

（1）夹板固定（图 5-4-6）。其操作要点：① 取两块木板，分别置于前臂的外侧与内侧。② 在木板下加垫。③ 用三角巾或绷带捆绑固定前臂。④ 取屈肘位，将前臂用大悬臂带悬吊于胸前。⑤ 使指端露出，检查甲床血液循环情况。

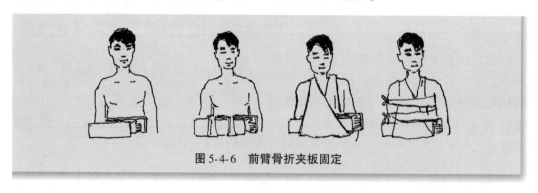

图 5-4-6　前臂骨折夹板固定

（2）杂志固定。其操作要点：① 将杂志卷成半弧形，垫于前臂下方，用布带捆绑固定前臂。② 取屈肘位，将前臂悬吊于胸前。③ 使指端露出，检查甲床血液循环情况。

（三）下肢骨折

1. 股骨骨折

股骨粗大，骨折常由巨大外力造成，如由车祸、高空坠落及重物砸伤所致。股骨骨折大多损伤严重，出血多，易引起休克。骨折后可导致大腿肿胀、疼痛、变形或缩短。

股骨骨折的固定方法如下：

（1）夹板固定（图5-4-7）。其操作要点：① 取两块夹板，将其中一块长夹板置于伤侧腋下至外踝旁，另一块短夹板置于大腿根内侧至内踝旁。② 在腋下、膝关节、踝关节骨突出部位放棉垫保护，空隙处用柔软物品填实。③ 用7条宽布带固定，先固定骨折上下两端，然后固定膝、踝、腋下和腰等部位。④ 再固定伤肢与健肢。⑤ 用"8"字形绑扎法固定足踝，将宽带置于足底，环绕足背两端交叉，再环绕踝部往返打结固定。⑥ 让5个脚趾端露出，检查甲床血液循环情况。⑦ 如果只有一块夹板，则放于伤腿外侧从腋下至外踝处，固定方法同上。

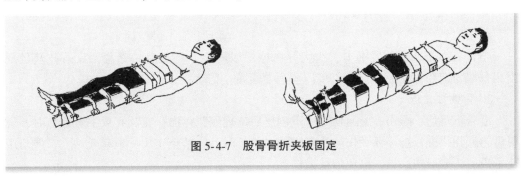

图5-4-7　股骨骨折夹板固定

（2）健肢固定（图5-4-8）。其操作要点：① 在两膝、两踝及两腿间隙之间垫上衬垫。② 用6条三角巾、腰带、布带等宽带将双下肢固定在一起。③ 用"8"字形绑扎法固定足踝。④ 让趾端露出，检查甲床血液循环情况。

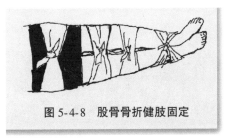

图5-4-8　股骨骨折健肢固定

2. 小腿骨折

小腿骨折断端易刺破小腿前方皮肤，造成骨外露，引发开放性骨折。因此，骨折处要加厚垫保护。出血、肿胀严重会引发骨筋膜室综合征，造成小腿缺血、坏死，因此，小腿骨折固定切忌过紧。小腿骨折固定方法与大腿骨折固定方法有相似之处。

小腿骨折的固定方法如下：

（1）木板固定。其操作要点：① 取两块木板，将其中的一块长木板置于伤侧髋关

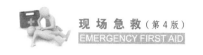

节至外踝旁，另一块短木板置于大腿内侧至内踝旁。② 在膝关节、踝关节骨突出部位放棉垫保护，空隙处用柔软物品填实。③ 用 5 条宽带固定，先固定骨折上下两端，然后固定膝、踝等部位。④ 再固定伤肢与健肢。⑤ 用"8"字形绑扎法固定足踝。⑥ 让 5 个脚趾端露出，检查甲床血液循环情况。

（2）健肢固定。其操作要点与股骨骨折固定的操作要点基本相同。

（四）脊柱骨折

脊柱骨折可发生在颈椎和胸腰椎。如果骨折部移位压迫脊髓，则可能造成瘫痪。

1. 颈椎骨折

头部朝下摔伤或者高速行车途中突然刹车致伤后出现颈部疼痛、四肢瘫痪，说明可能有颈椎损伤，必须立即固定。

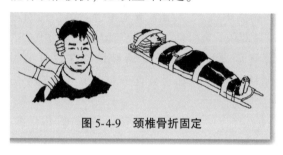

图 5-4-9　颈椎骨折固定

颈椎骨折的固定方法（图 5-4-9）如下：

（1）双手牵引头部，恢复颈椎轴线位，上颈托或自制颈套固定。

（2）让伤病员身体长轴保持一致位侧翻，将伤病员放置在脊柱板或硬担架上取平卧位固定。

（3）在头部两侧放置书本、沙袋等物体加以固定，将双肩、骨盆、双下肢及足部用宽布带固定在脊柱板上，以免在转运途中颠簸、晃动。

2. 胸腰椎骨折

遭遇坠落伤、砸伤、交通伤等严重创伤后出现腰背疼痛，尤其有双下肢瘫痪时，说明可能有胸腰椎骨折。怀疑伤病员有胸腰椎骨折时，应禁止伤病员坐起或站立，严禁用徒手搬运法搬运伤病员，以免加重损伤。

胸腰椎骨折的固定方法（图 5-4-10）如下：

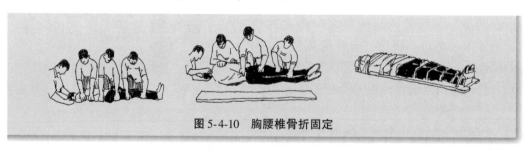

图 5-4-10　胸腰椎骨折固定

（1）用一块长、宽分别与伤病员身高、肩宽相仿的木板或脊柱板以及硬担架作为固定物，并作为搬运工具。

（2）动作要轻柔，让伤病员身体长轴保持一致位侧卧，将伤病员移置于木板上。

（3）让伤病员保持身体平直平卧于木板上。

（4）将伤病员的头颈部、足踝部及腰后空虚处垫实。

（5）将头部、双肩、骨盆、双下肢及足部用宽布带固定于木板上，以免转运途中颠簸、晃动。

（6）用绷带将伤病员的双手固定放于腹部。

（五）肋骨骨折

1. 单纯性肋骨骨折

单纯性肋骨骨折伤病员只有肋骨骨折，胸部无伤口，会有局部疼痛、呼吸急促、皮肤血肿等症状。按压胸骨或肋骨的非骨折部位会引起骨折处疼痛，直接按压肋骨骨折处会引起压痛或可同时听到骨擦音，手能感觉到骨摩擦感和肋骨异常动度，即可确诊为单纯性肋骨骨折。

2. 多发性肋骨骨折

多发性肋骨骨折伤病员会出现多根肋骨同时断裂成数段（浮桥式），吸气时损伤部位的胸壁向内凹陷，呼气时损伤部位的胸壁凸出。伤病员胸部多有创口，出现剧痛、呼吸困难。这种骨折常并发血胸和气胸。如果抢救不及时，伤病员很快就会死亡。

3. 肋骨骨折固定方法（图5-4-11）

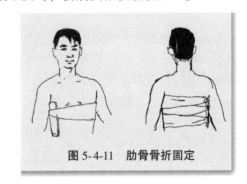

图 5-4-11　肋骨骨折固定

（1）单纯性肋骨骨折：在受伤者呼气状态下用3条三角巾固定其胸部，用大悬臂带扶托伤侧上肢。

（2）多发性肋骨骨折：在骨折局部用多层干净布、毛巾或无菌纱布盖住，用3条三角巾固定其胸部，并加压包扎。

（六）骨盆骨折

骨盆骨折多见于青壮年，通常由强烈的直接外力碰撞或挤压所致。伤后引起局部肿痛、活动受限，从两侧髂嵴部位向内挤压或向外分离骨盆环。骨折处均因受到牵扯或挤压而产生疼痛及骨盆压痛。骨盆骨折可并发出血性休克或尿道、膀胱、直肠损伤。

骨盆骨折的固定方法（图5-4-12）如下：

（1）让伤病员取仰卧位，膝部屈曲（以减轻骨盆骨折所引起的疼痛），在其两膝下放置软垫。

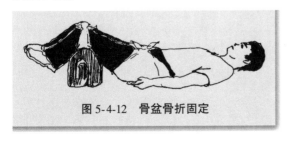

图 5-4-12　骨盆骨折固定

（2）用宽布带或三角巾从臀后向前绕骨盆牢固捆扎，在下腹部打结固定。

（3）在伤病员的两膝之间加放衬垫，用宽绷带捆扎固定。

（4）随时观察伤病员的生命体征。

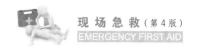
（七）开放性骨折

开放性骨折的固定方法如下：

（1）用敷料覆盖外露骨及伤口。

（2）在伤口周围放置环形衬垫，用绷带包扎固定。

（3）用夹板固定骨折处。

（4）伤口如果出血多，就需要使用止血带。

（5）不要将外露的骨质还纳，以免污染伤口深部，造成血管、神经的再损伤。

（6）对于开放性骨折，禁止用水冲洗，不涂药物，保持伤口清洁。

第五节 伤病员的搬运与护送

伤病员的搬运与护送不仅仅是一个用力搬运和交通运输的问题。搬运、护送不当有可能会使急危重症伤病员在之前现场的成功急救前功尽弃。不少已被较好地急救处理的伤病员，往往在不正确的运送途中出现病情加重、恶化；有些伤病员因禁不住路途颠簸而出现病情恶化，继而失去生命。

一、概述

近些年来，搬运、护送的方法及工具有了很大的改进。装备精良、性能良好的救护车和艇船以及救护直升机、轻型喷气式救护飞机等已成为医疗运输的重要工具。但是，无论运输工具怎样先进，将伤病员从急救现场搬运到担架、救护车、飞机等运输工具上的过程都要求现场急救人员掌握正确的救护与搬运知识和技能。对外伤伤病员的搬运与护送包括将伤病员从受伤现场（如从汽车驾驶室、倒塌的物体下、狭窄的坑道、旅游景点、家庭住宅区等处）搬出，以及现场急救后用救护车等将伤病员护送到医院两个过程。其目的如下：

（1）使伤病员脱离危险区，实施现场救护。

（2）尽快使伤病员获得专业治疗。

（3）防止损伤加重。

（4）最大限度地挽救生命，减轻伤残程度。

二、搬运器材

担架是运送伤病员最常用的工具，其种类很多。

（一）担架器材

1. 脊柱板

脊柱板（图 5-5-1）是由一块纤维板或木板制成的，板四周有成对的孔。应用脊柱板时要配合颈托、头部固定器及固定带。脊柱板适用于脊柱受伤的伤病员。

2. 躯干夹板

躯干夹板专用于狭窄或细小的空间，一般用于处于坐位的脊柱受损伤病员，配有颈托，以保持伤病员的躯干、头部和脊柱处于正中位置。将伤病员从汽车座位中抬出时可选用躯干夹板。

3. 帆布担架

帆布担架（图 5-5-2）不适用于骨折伤病员，尤其对怀疑有脊柱损伤者禁用。

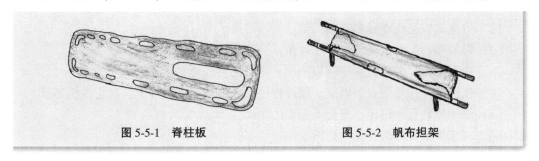

图 5-5-1　脊柱板　　　　　　　　图 5-5-2　帆布担架

（二）自制担架

自制担架通常有以下几种：

（1）表面平坦的木板、床板。以大小超过伤病员的肩宽和人体高度为宜，配有绷带及布带用于固定。

（2）毛毯担架（图 5-5-3）。在伤病员无骨折的情况下可运用毛毯担架。毛毯也可用床单、被罩、雨衣等替代。

（3）绳索担架。取两根木棒，平行放置，用坚实的绳索交叉缠绕在两根木棒之间，端头打结，即成为一副绳索担架（图 5-5-4）。

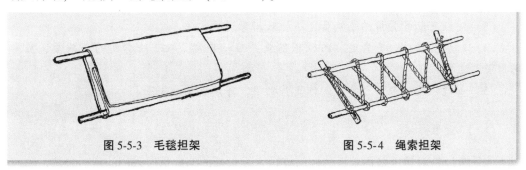

图 5-5-3　毛毯担架　　　　　　　　图 5-5-4　绳索担架

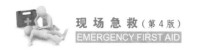

（4）衣物担架。取两根木棒，将木棒插入向内翻成两管的大衣袖管内，再将衣身整理平整，即制成一副衣物担架（图5-5-5）。

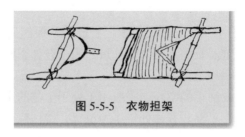

图 5-5-5　衣物担架

三、搬运与护送原则

（1）迅速观察受伤现场和判断伤情。
（2）做好伤病员的现场救护，先救命，后治伤。
（3）应在止血、包扎、固定后再搬运。不要无目的地移动伤病员。
（4）伤病员体位要适宜、舒服。保持脊柱及肢体在一条轴线上，防止损伤加重。
（5）动作要轻巧、迅速，避免不必要的振动。
（6）注意伤情变化，并及时处理。

四、搬运方法

正确的搬运方法可以减轻伤病员的痛苦，防止损伤加重；错误的搬运方法不仅会加重伤病员的痛苦，还会加重损伤。因此，正确的搬运方法在现场救护中显得尤为重要。

注意事项：

（1）现场救护后，要根据伤病员的伤情轻重和特点分别采用搀扶、背运、双人或多人搬运等方法。
（2）怀疑伤病员有脊柱、骨盆、双下肢骨折时，不能让伤病员试行坐或站立。
（3）对疑有肋骨骨折的伤病员，不能采用背运的方法。
（4）对伤势较重，有昏迷、内脏损伤或脊柱、骨盆、双下肢骨折的伤病员，应采用担架搬运。
（5）如现场无担架，可临时制作简易担架，并注意禁忌事项。

（一）徒手搬运

徒手搬运是对转运路程较近、病情较轻、无骨折的伤病员所采用的搬运方法。

1. 拖行法
拖行法是在现场环境危险、必须将伤病员转移到安全区域时所采用的方法。

拖行法（图 5-5-6、5-5-7、5-5-8）的搬运要点如下：

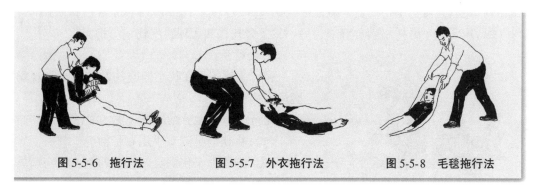

图 5-5-6　拖行法　　　　图 5-5-7　外衣拖行法　　　　图 5-5-8　毛毯拖行法

（1）急救人员位于伤病员的背后。

（2）将伤病员的双侧手臂横放于胸前。

（3）将双臂置于伤病员的腋下，双手紧抓伤病员手臂。

（4）缓慢向后拖行。

（5）将伤病员的外衣扣解开，将衣服从背后反折，用中间段托住颈部，拉住衣服缓慢将伤病员向后拖行。或将伤病员放在毛毯上，拉住毛毯缓慢向后拖行。

　　2. 扶行法

扶行法是扶助伤势轻微并能自己行走的清醒伤病员所采用的方法。

扶行法的搬运要点如下（图 5-5-9）：

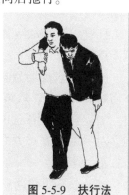

（1）急救人员位于伤病员身体一侧，将伤病员靠近急救人员一侧的手臂抬起，置于急救人员颈部。

（2）急救人员用外侧的手紧握伤病员的手臂，另一只手扶持其腰部。

（3）使伤病员身体略靠向急救人员。

图 5-5-9　扶行法

　　3. 背式、抱持式、拉车式搬运方法（图 5-5-10）

这类方法用于运送儿童和体质量轻、没有脊柱损伤的伤病员。

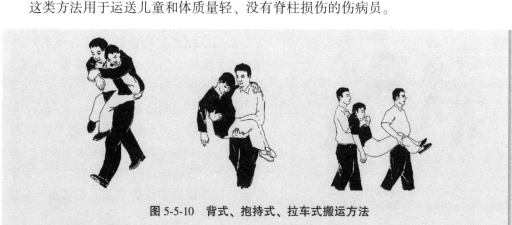

图 5-5-10　背式、抱持式、拉车式搬运方法

这里以抱持式搬运法为例。抱持式搬运法的搬运要点如下：

（1）急救人员位于伤病员一侧。

（2）用一只手臂托伤病员背部，另一只手臂托住其大腿，将伤病员抱起。

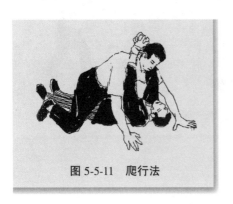

图 5-5-11　爬行法

5. 杠轿式

杠轿式为两名现场急救人员搬运伤病员的方法。也可让伤病员坐在椅子上进行搬运。

杠轿式搬运法（图 5-5-12）的搬运要点如下：

（1）两名现场急救人员面对面站在伤病员的背后，取蹲位。

（2）两个人各自用右手紧握左手腕，左手再紧握对方右手腕，组成手座杠轿。

（3）伤病员将两只手臂分别置于两名急救人员颈后，坐在手座杠轿上。

（4）两名现场急救人员慢慢抬起伤病员，站立，用外侧脚一同起步进行搬运。

4. 爬行法

爬行法适用于在狭小的空间及火灾烟雾现场搬运伤病员。

爬行法的搬运要点如下（图 5-5-11）：

（1）将伤病员的双手用布带捆绑于胸前。

（2）骑跨跪于伤病员的胸部两侧，将伤病员的双手套于自己的颈部。

（3）双手撑地，使伤病员的头、颈、肩部离开地面。

（4）拖带伤病员爬行前进。

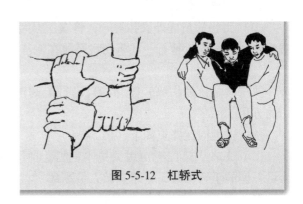

图 5-5-12　杠轿式

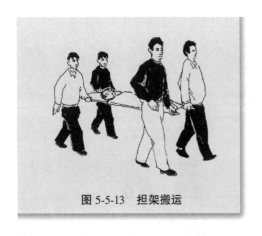

图 5-5-13　担架搬运

（二）担架搬运

担架是现场救护搬运中最方便的用具，需 2～4 名现场急救人员协同搬运。现场急救人员按救护搬运的正确方法将伤病员轻轻移上担架，必要时做好固定。

担架搬运（图 5-5-13）的搬运要点如下：

（1）将伤病员固定于担架上。

（2）让伤病员的头部向后、足部向前，以便后面抬担架的现场急救人员观察伤病员的病情变化。

（3）抬担架的现场急救人员的脚步、行动要一致。

（4）往高处抬时，前面的人要将担架放低，后面的人要抬高，以使伤病员保持水平状态；往低处抬时则相反。

（5）在一般情况下，伤病员多采取平卧位；昏迷时，头部应偏向一侧；有脑脊液耳漏、鼻漏时，头部应抬高30°，以防止脑脊液逆流和窒息。

（6）帆布担架等软担架不能用于骨折伤病员的搬运。

1. 脊柱板

用固定带将伤病员固定在脊柱板上，前后各1～2人合力抬起后进行搬运。

2. 帆布担架及简易担架

帆布担架及简易担架上要先垫被褥、毛毯等，以防止皮肤被压伤。颈部、腰部、膝下空虚处要加软垫、衣服等。帆布担架和简易担架不适宜于搬运骨折伤病员。

3. 毛毯担架

伤病员无骨折但伤势严重、楼梯狭窄时，可采用毛毯担架搬运。

毛毯担架的搬运要点如下（图5-5-14）：

（1）将毛毯放在地上，卷至半幅，卷边靠近伤病员。

（2）四位现场急救人员分别同时跪在伤病员头、肩、腰、腿部一侧。

（3）四个人合力将伤病员身体侧转，并将毛毯卷起部分贴近伤病员背部。

（4）将伤病员轻轻向后翻转过毛毯卷起部分。

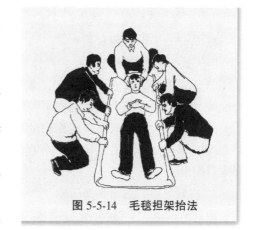

图5-5-14　毛毯担架抬法

（5）将伤病员置于仰卧位。

（6）再将毛毯两边紧紧卷向伤病员，并贴近其身体两侧。

（7）其中两名急救人员一只手抓住平头部的卷毯，另一只手抓住平腰部卷毯。

（8）另两名急救人员一只手抓住平髋部的卷毯，另一只手抓住平足踝部的卷毯。

（9）四个人同时合力抬起伤病员。

（三）伤病员的紧急移动

1. 脊柱骨折伤病员的移动

四人搬运脊柱骨折伤病员（图5-5-15）的操作要点如下：

（1）其中一个人蹲在伤病员的头部前方，双手掌抱于头部两侧，轴向牵引颈部。

（2）另外三个人蹲在伤病员的同一侧（一般为右侧），分别位于伤病员的肩背部、腰臀部、膝踝部位置，双手掌平伸到伤病员的对侧。

（3）四个人均单膝跪地。

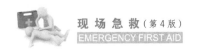
（4）四个人同时用力保持伤病员脊柱为一条直线，平稳地将伤病员抬起，放于脊柱板上。

（5）应给伤病员戴上颈托。无颈托时，用沙袋或衣物等固定颈部两侧。

（6）用头部固定器或布带固定伤病员头部。

（7）用6～8条固定带将伤病员固定于脊柱板上。

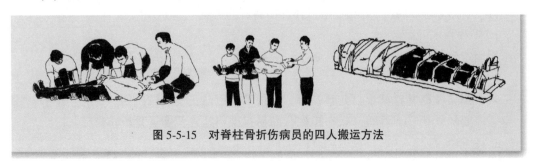

图 5-5-15　对脊柱骨折伤病员的四人搬运方法

2. 从驾驶室搬出伤病员

四人从驾驶室搬出伤病员的操作要点如下：

（1）一人双手掌抱于伤病员头部两侧，轴向牵引颈部，尽可能给伤病员戴上颈托。

（2）第二个人双手轻轻轴向牵引伤病员的双踝部，使双下肢伸直。

（3）第三、四个人双手托伤病员肩背部及腰臀部。

（4）保持伤病员的脊柱为一条直线，平稳地将伤病员搬出，或放置于躯干夹板上固定后搬出。

3. 从倒塌物下搬出伤病员

四人从倒塌物下搬出伤病员的操作要点如下：

（1）迅速清除压在伤病员身上的泥土、砖块、水泥板等倒塌物。

（2）清除伤病员口腔、鼻腔中的泥土及脱落的牙齿，保持呼吸道通畅。

（3）一个人双手抱于伤病员头部两侧，牵引颈部，有条件时给伤病员戴上颈托。

（4）第二个人双手牵引伤病员双踝，使其双下肢伸直。

（5）第三、四个人双手平托伤病员肩背部和腰臀部。

（5）四个人同时用力，保持伤病员脊柱轴位，平稳地将伤病员移出现场或放在担架上后移出。

4. 骨盆骨折伤病员的移动

三人搬运骨盆骨折伤病员的操作要点如下：

（1）固定伤病员骨盆。

（2）三个人位于伤病员身体的一侧。

（3）其中一个人位于伤病员的胸部位置，将伤病员的手臂抬起置于自己的肩上，另一个人位于伤病员的腿部位置，第三个人专门保护伤病员的骨盆。

（4）三个人双手平伸，同时用力抬起伤病员，置于硬板担架上。

（5）骨盆两侧用沙袋或衣物等填塞固定，以防止途中晃动。

（6）将伤病员头部、双肩、骨盆、膝部用宽布带固定于担架上，以防止转运途中颠簸和移动。

（四）现场搬运注意事项

（1）搬动要平稳，避免强拉硬拽，以防损伤加重。

（2）特别要保持伤病员脊柱轴位，防止脊髓损伤。

（3）疑有脊柱骨折时，禁止一个人抬肩、一个人抱腿的搬运方法，即背式、抱持式、拉车式。

（4）在转运途中要密切观察伤病员的呼吸、脉搏变化，并随时调整止血带和固定物的松紧度，防止皮肤被压伤和出现缺血、坏死。

（5）要将伤病员妥善固定在担架上，防止头部扭曲和过度颠簸。

五、医疗运送与途中救护

医疗运送与途中救护是现场急救的延续，其突出特点是"运动中的急救"。受伤机体在运动过程中呈现的变化可能是迅速而复杂的。以往的事实表明，有相当一部分伤病员在运送途中死亡。运送途中的救护越来越引起人们的关注，对事故医疗运送救护工作提出了更高的要求。

（一）医疗运送救护系统

医疗运送救护的目的是安全、迅速地为伤病员创造获得医院内医学救护的机会。医疗运送救护是有组织、有计划、完整的事故应急救援系统的一部分，因而不同于一般的、单一的仅以运输伤病员为目的的转送活动。

1. 运送适应证的选择

面对伤病员数量大、伤情复杂的事故现场，应根据伤情，结合救治力量和条件对伤病员进行分类，确定救治和运送的先后次序，以保证危重伤病员优先得到救治，其他伤病员也不失时机地获得治疗，使急救工作能有条不紊地进行。

（1）对有生命危险的伤病员，例如已出现窒息、休克或者有心跳但呼吸停止的危险者，宜立即抢救，待病情改善后再转运。

（2）对暂无生命危险但若不及时处理会出现病情恶化或严重并发症者，应尽快进行现场处理后再转运。

（3）对推迟几小时救治无重大危险的伤病员或经对症处理后很快能恢复的伤病员，可暂缓处理或等候转运。

（4）对无明显损伤或能自行离开现场的伤病员，可不做现场处理。

（5）对暂无明显损伤但预期有迟发症状的伤病员，需要就地观察或转运。

（6）对情绪异常、精神异常者，应立即给予照料，并与其他伤病员分开安置。

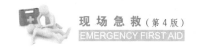

2. 运送急救人员的配备及抢救设备与装置

急危重症伤病员（尤其是大型社会灾害性事故中的伤病员）的运送救护工作应在统一指挥下分组进行。每一运送救护小组至少应由一名资深医生、一名护士和一名司机组成。由指定医生全面指挥该小组的救护及运送工作，并负责与指挥中心及医院联系。救护小组应配备功能齐全的医疗检查、处置器材和药品，并且要针对救援事故的特点做相应的准备。

3. 医院的选择

实施运送之前应根据伤病员病情和运送条件合理选择医院。

（1）就近入院原则。首先考虑将伤病员送往最近的医院抢救，以争取时间，使更多的人获得生命支持。如果在选择医院时舍近求远，一味追求高层次医院，将会使更多的伤病员失去最佳获救机会，从而人为导致抢救迟误或失败。

（2）选择专科医院。在事故现场，一般病因较明确。不仅外伤显而易见，即使是中毒，原因也是比较明确的。在伤病员获得一般抢救后，救护人员应根据病情和附近医院的医疗技术特点，将伤病员快速送到专科医院。例如，一氧化碳中毒者宜被送往具备高压氧舱的医院。

如果伤病员已有明显的心血管系统障碍，包括合并冠心病、心绞痛、心肌梗死或呼吸衰竭、昏迷，在附近医院医疗水平有限的情况下，救护人员应在现场抢救的资深医生护送下，将伤病员直接送往综合性医院，并配合抢救，针对直接病因积极采取有效措施。

（二）运送保障系统

现场应急救援活动中，时间就是生命。在现场初步处理和合理分检伤病员后，救护人员要即刻组织实施运送计划。保证运送迅速的三个重要条件是交通工具、路线、通信。有组织的应急救援系统应有能力选择最佳运送工具和路线，配备良好的通信联络设备，提供及时运送救护保障。

1. 交通运送工具

（1）救护车。救护车在我国是运送急救伤病员最常见、最多采用的交通工具。根据用途不同，救护车可分为四种类型，即急救型救护车（简称急救车）、运送型救护车、专业型救护车和救护指挥车。实施运送救护时，要根据条件合理调用车辆。运送重伤病员应在医护人员的救护下尽可能地选用急救型救护车，运送中度伤病员可几个人合用一辆车，运送轻伤病员可征用公交车或客车。

（2）其他救援工具。除以专业性运送救护工具（救护车、救护飞机、救护艇）运送伤病员外，救护人员还可根据情况选用其他交通运送工具，包括各种汽车、人力车等。

2. 运送路线

运送路线的选择原则是走捷径且道路平坦，尽量避免从繁华闹市区穿行。应急救援中心的抢救车辆在司机较为陌生的地区救援行驶时，宜有当地抢救人员作为行车向导，以避免忙中出错，走弯路。

3. 通信联络

运送救护过程中的通信联络主要用于与目的地医院的联络和与现场抢救指挥中心的联系。救护人员在运送途中要向目的地医院报告须入院的伤病员人数、病情状况，以便医院做好组织抢救小组、准备器械及药品等相应的院内抢救准备工作。应及时向指挥中心汇报途中伤病员病情及与目的地医院的联系情况，请求指挥中心协调解决某些特殊问题。

（三）运送医学急救要点

作为运载工具的车辆、船艇、飞机，不仅是运送伤病员的交通工具，同时还是抢救场所。伤病员护送者可能是医务人员或参与现场急救的人员，也可能是伤病员的亲属或友人。在护送途中应注意以下三方面的问题。

1. 严密观察伤情

需要运送至医院的伤病员情况大多较危重，而现场搬动过程会不同程度地影响伤情，有时甚至会刺激、诱发某些症状（如呕吐、抽搐等）的再度出现。因此，在运送途中救护人员要严密观察伤病员的意识、呼吸、脉搏、血压、瞳孔、面色以及主要伤情的变化。

2. 处理危及生命的情况

一般来说，在转运途中救护人员不再处理伤病员的有关伤情，因为经过现场初步、必要的处置后，伤情能得到部分缓解。救护人员应尽快将伤病员送至医院，让其得到进一步救治。

有些伤病员经初步处理后，在搬运途中可能会出现病情变化。所以，当伤病员出现危及生命的情况时，救护人员应立即进行抢救处理。若伤病员呼吸、心跳突然出现危象或骤停，救护人员应毫不犹豫地在救护车内等环境中进行心肺复苏，挽救伤病员生命。

3. 具体伤情的变化须及时处理

在运送伤病员的途中，若伤病员的伤情出现明显恶化，救护人员需要进行紧急处理。例如：若因包扎过紧造成伤病员肢体缺血而使手指、足趾变凉发绀，救护人员应立即调整包扎的松紧度；在远距离、长时间转运伤病员途中，止血带须定时放松；若伤病员开始频繁、剧烈地抽搐、呕吐等，救护人员应立即对其做相应处理。

第六章

06

常见内科急症的现场急救

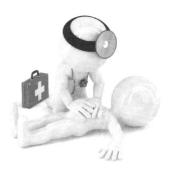

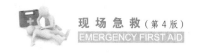
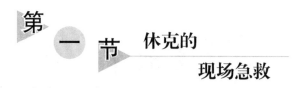

第一节 休克的现场急救

一、概述

休克是指机体由于各种严重致病因素引起的急性有效循环血量不足产生的以神经-体液因子失调与急性循环障碍为特征的临床综合征。常见的致病因素包括大出血、创伤、感染、过敏、中毒、烧伤、窒息、心脏泵功能衰竭等。

休克的发生和处理与其直接诱因、伤病员原发疾病和慢性病健康状况有着密切的联系。休克处理不积极或处理不当均可能导致包括多器官功能障碍、多器官功能衰竭在内的严重后果。

二、病因与分类

休克有不同的分类方法，目前多采用病因学分类。这种分类简便明了，有利于病情判断和现场救治。

（一）低血容量性休克

随着意外伤害事件的增加及临床疾病结构的改变，低血容量性休克的发生率有增高趋势。此类休克常因大量失血、大量丢失血浆或大量失水（如外伤大出血、大面积烧伤渗出、严重腹泻或呕吐等）而发生。

（二）心源性休克

心源性休克是由心脏泵血功能急剧下降所致。最常见的病因是急性心肌梗死，也可见于严重心律失常、心肌病、急性心肌炎等。

（三）感染性休克

感染性休克是临床上最常见的休克类型，多由严重的全身性或局限性感染引起。以细菌、病毒、真菌、立克次体等致病因素引起的感染性疾病为多见病因，如休克性肺炎、中毒性痢疾、败血症、暴发性流脑等。

（四）过敏性休克

过敏性休克是由机体对某些药物、生物制品或动植物致敏原产生的超敏反应（如青霉素、抗毒血清过敏等）引起的，是休克中较少见的类型。过敏性休克发生急、进展快，误诊或处理不当常致使伤病员在短时间内死亡。若诊断准确、处理稳妥，此类休克易恢复，并发症少。

（五）神经源性休克

神经源性休克是指由某些剧烈疼痛或其他刺激以及中枢性抑制药物所致的神经功能严重障碍导致的外周血管功能失调所引发的休克，多由麻醉意外、镇痛、镇静药物过量等引起。

另外，由严重创伤引起的组织剧烈疼痛或脑脊髓神经损伤常与大失血、体液渗出等因素同时存在、相互重叠。这一类既有神经元因素又有低容量因素的休克被统称为创伤性休克或创伤失血性休克。

三、判断要点

（一）早期临床表现

休克早期临床表现：血压升高而脉压降低；心率增快；口渴；皮肤潮湿，黏膜发白，肢端发凉；皮肤静脉萎陷；尿量减少（25～30毫升/时）。

（二）判断标准

休克的判断标准：有诱发的原因；出现意识异常；脉搏细速，超过100次/分或不能触知；四肢湿冷，皮肤有花纹，胸骨部位皮肤被压迫后再充盈时间超过2秒，黏膜苍白或发绀，尿量少于30毫升/时；收缩压低于80毫米汞柱；收缩压和舒张压差小于20毫米汞柱；原有高血压病史，收缩压较原水平下降30%以上。

四、现场急救

（1）将伤病员置于空气流通处，对于无脊柱损伤证据者，取平卧或将下肢适当抬高（图6-1-1），以增加回心血量，保证脑组织血供。伤病员有心力衰竭，不能平卧时，头部可抬高30°。

（2）松解伤病员的腰带、领带及衣扣，及时清除其口鼻中的呕吐物，保持呼吸道通畅。有条件者给予吸氧。

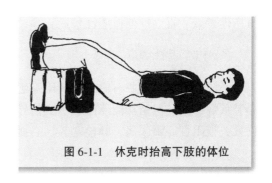

图6-1-1　休克时抬高下肢的体位

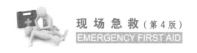

（3）去除可能的原因。对有外伤出血者，应压迫止血；对心跳、呼吸停止者，应立即予以心肺复苏。

（4）对低体温者，应给其盖上衣物保暖；对高热者，应予以物理降温措施。

（5）保持伤病员安静，避免人为搬动。

（6）观察伤病员的呼吸、脉搏、血压、体温等生命体征，注意记录尿量情况。

（7）对意识清醒的伤病员，酌情补充含电解质的液体。

（8）救治的同时拨打"120"急救电话，告知地点及伤病员情况。如果离医院近，可在现场实施急救后立即将伤病员送至医院救治。在运送途中应使伤病员身体保持平稳。

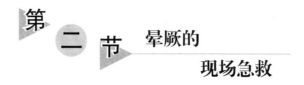

第二节 晕厥的现场急救

一、概述

晕厥俗称昏厥，是指突然发生严重的、一过性的脑供血障碍，从而导致的短暂意识丧失。其特点是发生迅速、持续时间短暂、有自限性、可完全恢复。发作时，伤病员因肌张力丧失，不能维持正常姿势而就地摔倒，通常在几十秒后恢复意识，有时会出现逆行性遗忘。有些晕厥者有先兆症状，大多数伤病员则是突然发生意识丧失，无先兆症状。晕厥可能为心、脑、肺诸脏器器质性病变的症状之一。

二、病因及分类

晕厥可分为心源性晕厥和非心源性晕厥两大类。心源性晕厥是由心脏射血功能障碍所引起的晕厥，后果通常比较严重，甚至会造成死亡。非心源性晕厥常见的类型有血管减压性晕厥、直立性低血压性晕厥、颈动脉窦性晕厥、排尿性晕厥等。

（一）心源性晕厥

心源性晕厥由心脏射血功能障碍引起，常见于严重的心律失常以及器质性心脏病或心肺疾病，如窦房结功能障碍、房室传导系统疾病、药物等诱发的心律失常，急性心肌梗死，梗阻性心瓣膜病，肺栓塞等。心搏骤停引起的严重晕厥可致猝死。

（二）非心源性晕厥

1. 血管减压性晕厥

血管减压性晕厥最常见，是由外周血管突然扩张造成血压急剧下降所致，多见于年轻体弱女性，多因情绪紧张、悲伤、疼痛、饥饿、疲劳、闷热拥挤、站立过久、看见出血等而发生。

2. 直立性低血压性晕厥

直立性低血压性晕厥是由从蹲、卧位突然快速直立引起血压迅速而显著的降低所致。贫血、低血糖伤病员易发生此类晕厥。

3. 颈动脉窦性晕厥

颈动脉窦性晕厥常发生于颈动脉窦反射过敏者，多见于中老年男性，可在急剧转颈、低头、刮脸及衣领过紧时因血压骤降而发生。

4. 排尿性晕厥

少数青壮年男性睡醒后起床小便时可发生排尿性晕厥。伤病员由于心率缓慢及体位骤变，突发意识丧失而跌倒。

5. 其他原因引起的晕厥

少数人在剧烈咳嗽、大笑、哭泣时亦可发生晕厥。

三、判断要点

晕厥现场判断主要依据病史、查体、心电图等。要注意与癫痫、休克、眩晕等类似或相关发作的疾病相鉴别。晕厥按病程可分为以下三个阶段：

（1）前期（先兆晕厥）：伤病员常有头晕、乏力、面色苍白、黑蒙、心悸、出汗、视物模糊等前驱症状。

（2）发作期：伤病员发生意识丧失、肌张力消失、就地跌倒等，部分伤病员可有脉搏微弱、血压下降、瞳孔散大和大小便失禁等表现。

（3）恢复期：伤病员意识恢复，之后部分伤病员可有嗜睡、头晕、恶心、胸闷、出汗、疲乏等症状。

四、现场急救

从医学专业的角度出发，不同原因引起的晕厥有不同的救治措施，但在现场急救时急救人员难以辨明伤病员晕厥的原因，一般采取如下措施：

（1）立即将伤病员以仰卧位置于平地上，略放低头，抬高脚，松开过紧的衣领和腰带等。

（2）保持室内空气流通、清新。

（3）观察伤病员的神志、呼吸、脉搏、血压、体温等生命体征，检查伤病员有无

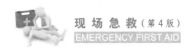

摔伤。

（4）多数晕厥者都能够迅速缓解，无须紧急救治，但若伤病员清醒后有下述情况则提示病情严重：大汗淋漓、持续头痛、恶心呕吐、胸闷胸痛、脉搏过快或过慢或脉律不齐、血压明显高于或低于平时。此时现场急救人员应该立即拨打"120"急救电话，呼叫救护车。

（5）晕厥大多与血容量暂时相对不足有关。现场急救人员可让伤病员喝适量的水。对可疑低血糖者，可给予含糖饮料或食物。对于清醒但不愿吞咽口服葡萄糖的疑似低血糖症（低血糖）儿童，可用舌下给予糖浆和水。

（6）不要急于让伤病员站起来。确认伤病员的意识完全恢复并有能力站起来时，要先帮助其缓缓坐起，给一个适应过程，以免其再次摔倒。

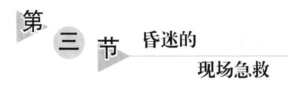

第三节 昏迷的现场急救

一、概述

伤病员对语言和物理刺激不能做出正确的反应，称为意识障碍。意识障碍由轻到重依次为嗜睡、意识模糊、昏睡、昏迷。昏迷是意识障碍的最严重类型，此时伤病员的觉醒状态、意识内容及躯体运动能力完全丧失，伤病员处于对语言和物理刺激完全无反应的状态。

二、病因

依据昏迷的始动因素，昏迷的病因可分为脑部疾病和脑外疾病两类。

（一）脑部疾病

（1）颅内感染：化脓性脑膜炎、脑脓肿、病毒性脑炎等。
（2）脑卒中：脑栓塞、脑出血、高血压脑病等。
（3）颅内占位病变：脑肿瘤、脑积水、颅内血肿、颅内寄生虫等。
（4）颅脑创伤：脑震荡、脑挫裂伤等。
（5）癫痫发作后状态。

（二）脑外疾病

（1）全身感染性疾病：败血症、中毒性菌痢、重症伤寒、大叶性肺炎等。

（2）内分泌及代谢疾病：尿毒症、肝性脑病、甲状腺危象、低血糖、妊娠高血压综合征等。

（3）水、电解质紊乱：低钠血症、高氯血症酸中毒、低氯血症碱中毒等。

（4）中毒性疾病：一氧化碳中毒、有机磷杀虫剂中毒、乙醇中毒、安眠药中毒等。

（5）物理及缺氧损害：触电、溺水、中暑等。

三、判断要点

对昏迷的判断并不困难，只要给予伤病员一定的刺激，如果发现伤病员对刺激没有反应但有正常呼吸，就可考虑伤病员发生了昏迷。由疾病导致的昏迷往往是缓慢发生的。突然发生的昏迷多是意外事件造成的。按严重程度，昏迷一般可分为以下三级：

（1）浅昏迷：随意运动能力丧失，对周围事物及声、光等刺激无反应，但呼吸、脉搏、血压等生命体征尚稳定；生理反射如吞咽反射、咳嗽反射、角膜反射、瞳孔对光反射等均存在；部分伤病员有大小便潴留或失禁。

（2）中度昏迷：对周围事物和各种刺激无反应，但对重度疼痛刺激可出现防御反射；角膜反射减弱，瞳孔对光反射迟钝，眼球无转动；部分伤病员呈鼾式呼吸。

（3）深昏迷：意识完全丧失，对强烈刺激也没有反应，出现肌肉松弛、大小便失禁、呼吸不规律、血压下降等。

遇到有意识障碍的伤病员时，要对其进行初步检查，重点观察伤病员的血压、脉搏、呼吸、体温等生命体征和气道通畅情况。伤病员在出现昏迷时的一些伴随症状往往可为判断病因与进行现场急救提供重要线索：昏迷伴体温升高多见于感染性疾病或中暑；昏迷伴血压升高多见于高血压脑病、中风；昏迷伴面色苍白及出汗多见于低血糖及休克；昏迷伴口唇发绀多见于严重缺氧、亚硝酸盐中毒等；昏迷伴口唇呈樱桃红色多见于急性一氧化碳中毒；昏迷伴瞳孔缩小及呼出的气体有大蒜味多见于有机磷农药中毒；昏迷伴瞳孔缩小、呼吸浅慢不规则多见于阿片类毒品或安眠药中毒；昏迷伴面色潮红及呼出的气体有酒味多见于酒精中毒等。

四、现场急救

对昏迷伤病员的抢救主要是针对原发病和致病原因的治疗，但在专业急救人员到来之前或在现场无法判断昏迷原因时，现场急救人员须立即采取如下措施：

（1）立即拨打"120"医疗急救电话，让伤病员尽快得到专业医务人员的帮助。

（2）让伤病员安静平卧，松解其腰带、领扣，将其头抬高 15°～30°并偏向一侧，清除其口咽部的异物及分泌物，保持其呼吸道通畅。

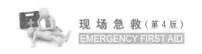
（3）及时实施呼吸支持。很多昏迷伤病员的中枢神经系统功能障碍可能会使呼吸中枢受损。不少伤病员呼吸微弱或呼吸浅慢不规则，无法满足机体的供氧需要。如果不及时实施呼吸支持，伤病员就可能死于缺氧。现场呼吸支持的主要措施是为伤病员实施口对口人工呼吸，有条件时实施气管插管。

（4）密切观察病情，注意伤病员的神志、血压、脉搏、呼吸等生命体征。如果发现伤病员心跳、呼吸停止，应立即对其进行心肺复苏。

（5）有条件时应尽快给予伤病员吸氧、输液、对症治疗。对有外伤的伤病员按有关外伤处理原则进行急救。

第四节 急性冠状动脉综合征的现场急救

一、概述

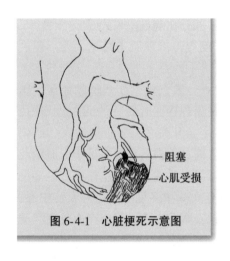

图 6-4-1 心脏梗死示意图

急性冠状动脉综合征是指冠状动脉内突发性血流减少或中断致使心肌急性缺血而产生的一组临床综合征，包括不稳定型心绞痛、非 ST 段抬高的心肌梗死及 ST 段抬高的心肌梗死。心肌梗死示意图如图 6-4-1 所示。

冠状动脉内膜出现斑块样改变。斑块内呈粥状，内有大量的促凝物质。斑块一旦破裂，就会激发局部冠状动脉的凝血机制，形成血栓，瞬间造成严重的局部心肌缺血。绝大多数的心源性猝死是由突发的心肌供血障碍造成的，而急性冠状动脉综合征是导致急性心肌缺血的元凶。

二、发病原因

1. 高危人群

容易发生急性冠状动脉综合征的人群是存在心血管危险因素的人群。常见的心血管危险因素有吸烟、高血压、高血脂、糖尿病、缺乏运动以及心血管病家族史。同时具有的心血管危险因素越多，患病的可能性越大。

2. 发病诱因

劳累、剧烈运动、突然用力、情绪激动、饱餐、吸烟、寒冷等是诱发斑块破裂的常见原因。

三、判断要点

1. 胸痛

胸痛是急性冠状动脉综合征的主要症状，一般起病急骤，多呈胸骨后压榨性、撕裂性疼痛，也可表现为窒息感或胸部紧迫感，部分表现为闷痛、上腹部疼痛或不适等，常放射至左肩、左臂内侧和手指，或至颈部、咽喉或下颌部。部分老年人、糖尿病和心衰伤病员的胸痛程度较轻。

2. 胸闷

伤病员感到憋闷或胸部压迫感，严重时可出现呼吸困难和呼吸急促。

3. 其他症状

伤病员可有出汗、恶心、呕吐、面色苍白、口唇发绀、恐惧和濒死感等表现。部分伤病员有低血压和休克等严重心肌梗死的表现，如血压下降、皮肤湿冷、脉搏细速、尿量减少等。

四、现场急救

（1）立即让伤病员原地静卧休息（静是指伤病员保持镇静、安静、冷静，身体和精神放松；卧是指伤病员采取卧位、半卧位或任何舒适体位）。解开伤病员的衣领和腰带，禁止伤病员用力和进行任何体力活动。

（2）立即拨打"120"医疗急救电话，要求救护车装有除颤设备。

（3）密切观察病情，注意伤病员的神志、血压、脉搏、呼吸等生命体征。如果发现伤病员出现心跳、呼吸停止，应立即对其进行心肺复苏。

（4）正确协助伤病员服药。推荐的药物及服用方法：① 硝酸甘油，舌下含服。该药的作用是降低心肌耗氧量，同时扩张冠状动脉。② 阿司匹林，嚼服。该药的作用是抗血小板聚集，避免凝血。过敏者不可服用。③ 倍他乐克，口服。该药的作用是减慢心率，降低血压，降低心肌耗氧量，同时防止出现心室颤动等。血压低于平时及心率低于 60 次/分者不可服用。心绞痛引起的胸痛一般持续 5～20 分钟，经休息或舌下含服硝酸甘油可缓解。

（5）有条件时给予伤病员吸氧。

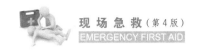

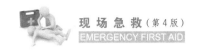

第五节 脑卒中（中风）的现场急救

一、概述

脑卒中又称中风、脑血管意外，是一种急性脑血管疾病，是由于脑部血管突然破裂或因血管阻塞导致血液不能流入大脑而引起脑组织损伤的一组疾病，包括缺血性卒中和出血性卒中。缺血性卒中的发病率高于出血性卒中，占脑卒中总数的60%～70%。

二、诱发因素

高血压合并小动脉硬化是导致脑卒中的主要原因。脑部供血血管内壁上有小栓子，脱落后导致动脉栓塞，即缺血性卒中。脑血管破裂出血造成的脑卒中即出血性卒中。冠心病伴有房颤伤病员的心脏瓣膜容易发生附壁血栓，栓子脱落后可以堵塞脑血管，也可导致缺血性卒中。其他因素有高血压、糖尿病、高血脂等。其中，高血压是中国人群脑卒中发病的最重要危险因素。

脑出血多发生于长期患有高血压的中老年人，以男性居多，在冬春季节易发。发病前常有过度劳累、情绪激动、剧烈活动、精神紧张、用力过度、排便、咳嗽、酗酒和暴饮暴食等诱因。

三、判断要点

（一）先兆症状

脑卒中的先兆症状：头晕，特别是突然感到眩晕；肢体麻木，突然感到一侧面部或手脚麻木，有的为舌麻、唇麻；暂时性吐字不清或讲话不灵；肢体无力或活动不灵；整天昏昏欲睡，处于嗜睡状态。

（二）典型症状

脑卒中的最常见症状为一侧脸部、手臂或腿部突然感到无力，猝然昏扑、不省人事。其他症状：突然出现一侧脸部、手臂或腿麻木，或突然发生口眼歪斜、半身不遂；神志迷茫，说话或理解困难；单眼或双眼视物困难；行路困难、眩晕、失去平衡或协调能力；无原因的严重头痛；昏厥；等等。

四、现场急救

（1）识别脑卒中的早期迹象，及时拨打"120"急救电话，呼叫紧急医疗服务。

（2）让伤病员绝对静卧休息，减少搬动，保持安静。

（3）及时清除伤病员口腔的分泌物，保持其呼吸道通畅。有条件时给予伤病员吸氧。

（4）暂时禁止伤病员进食、进水。

（5）观察伤病员的生命体征，如果发现伤病员出现呼吸、心搏骤停，应立即对其进行心肺复苏。

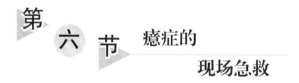

第六节　癔症的现场急救

一、概述

癔症又称歇斯底里，是由明显的精神因素，如生活事件、内心冲突或情绪激动、暗示或自我暗示等作用于易感个体而引起的一组病症。其临床表现多样，常表现为急性短暂的精神障碍和躯体障碍。这些障碍没有器质性基础。

二、病因

一般认为，癔症是由心理因素、社会因素、遗传及特殊的性格共同作用所致。急性的、能导致强烈精神紧张、恐惧或尴尬难堪的应急事件是引发癔症的重要因素。具有情感丰富、暗示性强、以自我为中心、富于幻想等性格特点的人易患癔症。

三、判断要点

癔症的表现形式之一是意识障碍，表现为突然痉挛发作、倒地、抽搐、两手紧握、口眼紧闭、人往后挺、呼叫不应，但没有大小便失禁和舌尖被咬伤等现象。这与癫痫不同。这种表现可以持续数十分钟甚至数小时。

表现形式之二是情感暴发。常在精神刺激后急骤起病，以尽情发挥为特点，如号啕

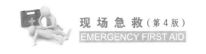

痛哭或时而大笑，大吵大闹或声嘶力竭，吐露愤懑，甚至扯头发、撕衣服、捶胸顿足、以头撞墙、在地上打滚、打自己或咬人。发作时间长短可受周围人的劝慰而变化。

表现形式之三是精神异常。表现为意识蒙眬或昏睡，可呼之不应，推之不动，四肢僵硬，仅有眼睑颤动（称为癔症性木僵）；有时情感丰富，表情生动，行为夸张，善于表演，谈话常为歌谣式，其内容多与精神创伤有关，偶有答非所问的假性痴呆表现。例如，有的人认为自己失明、失听、失语、肢瘫，确实就表现出失明、失听、失语、肢瘫的症状，但各种检查表明其根本没有相应器官的损伤或病变。

有一种表现形式是流行性癔症，或称癔症的集体发作。多发生在共同生活、经历和观念基本相似的人群中。起初是一人发病，周围目睹者受到感染，在暗示和自我暗示下相继出现类似症状。这种发作一般历时短暂，在女性群体中较多见。

四、现场急救

癔症属于精神性疾病，没有器质性病变发生。对癔症的治疗以心理治疗为主，也可根据不同症状酌情选用小剂量抗精神病药、抗抑郁药、抗焦虑药等强化心理治疗效果，消除不适症状。经正规治疗后，大多数癔症伤病员预后良好，只有少数癔症伤病员迁延不愈。

1. 暗示疗法

暗示疗法是治疗癔症的经典方法，指用语言暗示、用肯定而有信心的言语指导和鼓励伤病员，增强其信心，避免周围的负面影响。

2. 催眠疗法

在催眠状态下，让伤病员揭示矛盾、暴露隐私和发泄欲望并且给予其解释和疏导，可使其被遗忘的创伤性体验重现，受压抑的情绪获得释放，从而达到消除症状的目的。

3. 认知疗法

认知疗法即通过说服、教育和保证等方法，帮助伤病员改善人际关系，增强社会适应能力，力争完全控制复发。

4. 行为疗法

行为疗法是指采用系统脱敏法循序渐进地对伤病员进行功能训练的一种方法。适用于暗示治疗无效、有肢体或言语功能障碍的伤病员。针刺治疗可收到较好的疗效，在治疗时如能加以言语暗示，则效果更佳。

5. 药物疗法

在有条件的情况下，在伤病员癔症发作时，若发现其意识障碍较深，可肌注安定，使伤病员深睡。不少伤病员醒后症状即消失。

另外，在伤病员癔症发作时，现场急救人员应注意不要让过多人围观，也不要让家属表现出过分的关注，以避免环境中的不良暗示。这些措施对减少和终止癔症发作有明显的作用。

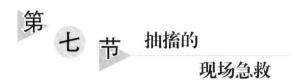

抽搐的
现场急救

一、概述

抽搐是不随意运动的表现，是神经-肌肉疾病的病理现象，表现为横纹肌的不随意收缩。抽搐是癫痫的主要症状之一，但不是癫痫独有的症状。其他疾病也可能引起抽搐，如中毒、中暑、低血糖、低体温、头颅内伤、癔病、小儿高热惊厥等。

二、判断要点

1. 全身强直性抽搐

全身强直性抽搐常表现为全身肌肉强直，一阵阵抽动，呈角弓反张（头后仰，全身向后弯呈弓形），双眼上翻或凝视，神志不清。

2. 局限性抽搐

局限性抽搐表现为仅局部肌肉抽动，如仅一侧肢体抽动，或面肌抽动，或手指、脚趾抽动，或眼球转动，眼球震颤、眨眼动作、凝视等。以上抽搐的时间可为几秒，严重者达数分钟或反复发作，抽搐发作持续30分钟以上者称为惊厥的持续状态。

3. 高热惊厥

高热惊厥主要见于6个月到4岁小儿在高热时发生抽搐。高热惊厥发作时间短暂，多发生在发热的早期，抽搐后神志恢复快。在一次患病发热中，常只发作一次抽搐者，可以排除脑内疾病及其他严重疾病，且热退后一周做脑电图波形正常。

三、现场急救

在有条件及时间的情况下，现场急救人员可将伤病员扶至床上，若来不及，可顺势使其躺倒，防止其因意识突然丧失而跌伤，且要迅速移开伤病员周围的硬物、锐器，减少抽搐发作时对其身体的伤害。迅速松开伤病员衣领，使其头转向一侧，以利于分泌物及呕吐物从口腔排出，防止流入气管引起呛咳窒息。

现场急救人员不要向伤病员口中塞任何东西，不要灌药，以防止窒息。不要去掐伤病员的人中。不要在伤病员抽搐期间强制按压伤病员的四肢，因为过分用力可造成骨折和肌肉拉伤，增加伤病员的痛苦。

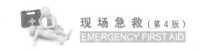

抽搐一般在 5 分钟之内可以自行缓解。如果发现伤病员连续发作或频繁发作，应迅速把伤病员送往医院。

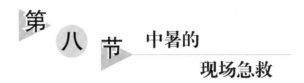

第 八 节 中暑的现场急救

一、概述

中暑是指在长时间的高温、高湿和热辐射作用下，机体因体温调节功能障碍，水、电解质紊乱及神经系统功能损害而出现的一系列热应激综合征的总称。中暑是夏季临床常见急症，多发生在持续高温、无风和湿度较大的气候条件下或居住环境中，以及无防护条件的高温作业环境中。由于中暑程度不同，其临床表现亦不完全相同，轻者可能仅引起轻微身体不适症状，重者在短时间内就可能导致多器官功能障碍或衰竭，甚至导致死亡。

二、诱因

某些特殊体质，或患有慢性病、年老体衰、肥胖、营养不良、体内严重缺钾、过度疲劳、先天性汗腺缺乏，或皮肤广泛受损，以及使用阿托品等影响出汗功能的药物，均可成为中暑的诱发因素。

三、判断要点

根据临床表现的轻重程度，中暑可以分为先兆中暑、轻症中暑和重症中暑。三种中暑之间的关系是渐进的。

（一）先兆中暑

人体在高温或高温高湿环境下待一段时间后，如出现全身疲乏、四肢无力、麻木、头昏、眼花、口渴、大汗、胸闷、心悸、恶心、注意力不集中、体温正常或略升高（一般不超过 37.5 ℃）等表现，就可被判断为先兆中暑。

（二）轻症中暑

先兆中暑加重，并伴有下列表现之一者即为轻症中暑：体温达 38 ℃以上；面色潮红、皮肤灼热、胸闷；面色苍白、恶心、呕吐、皮肤湿冷、血压下降、脉搏增快、大量出汗。

（三）重症中暑

轻症中暑加重，伴有昏厥、昏迷、痉挛或高热者即为重症中暑。根据发病机制和临床表现不同，重症中暑可分为热痉挛、热衰竭、热射病三种类型。此三种类型可顺序发展，也可交叉重叠。

1. 热痉挛

热痉挛常发生在高温环境下强体力劳动过程中。伤病员由于大量出汗而自觉口渴，又因大量饮水而盐分补充不足，出现低钠、低氯血症。表现为短暂的间歇对称性四肢骨骼肌的疼痛性痉挛，尤以腓肠肌多见，亦可波及腹直肌、肠道平滑肌、膈肌，可呈现出类似急腹症的表现，多可自行缓解。伤病员体温正常或仅有低热。

2. 热衰竭

热衰竭是最多见的重症中暑类型，通常起病急，常发生于老年人及未能适应高温环境者。伤病员体内常无过量热蓄积。伤病员先有头痛、头晕、恶心等症状，继有口渴、胸闷、脸色苍白、冷汗淋漓、脉搏细弱或缓慢、血压偏低等表现，可有手、足抽搐，重者出现周围循环衰竭，引起虚脱或短暂晕厥。伤病员体温在38 ℃左右，若处理不及时可致热射病。

3. 热射病

热射病通常是长时间处于高温环境状态下，机体产热过多、散热不足造成体内热量蓄积过多、体温升高所致。伤病员以高热、无汗、意识障碍为主要表现特征，体温高达40 ℃～42 ℃。前驱症状有全身软弱、乏力、头昏、头痛、恶心、出汗减少；继而出现体温迅速上升，嗜睡、谵妄或昏迷，皮肤干燥、灼热、无汗，面部潮红或苍白，在周围循环衰竭时出现皮肤发绀、脉搏快、血压偏低，四肢和全身肌肉抽搐，呼吸快而浅，严重者出现休克、多器官功能衰竭。

4. 日射病

日射病是指在烈日的暴晒下，强烈的日光穿透头部皮肤及颅骨引起颅内温度升高，导致脑细胞受损，进而造成的脑组织充血、水肿。由于受到伤害的主要是头部，所以，最开始时伤病员只有头部温度升高（可达39 ℃以上），然后有剧烈头痛、恶心、呕吐、烦躁不安等症状，继而出现昏迷及抽搐。

四、现场急救

（一）先兆中暑和轻症中暑

先兆中暑和轻症中暑治疗的基本原则：让伤病员立即脱离高温环境，转移到阴凉通风处或空调房间，解开衣扣，平卧，同时让伤病员口服含有电解质的液体，如运动饮

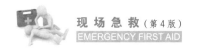

料，如果没有可喝淡盐水。

（二）重症中暑

重症中暑治疗的基本原则：让伤病员迅速脱离高温环境，对其积极采取快速降温措施，尽快纠正水、电解质紊乱和酸碱平衡失调。

1. 降温

现场急救人员应让伤病员迅速脱离高温现场，转移至通风良好的阴凉地方或空调房间，然后用冷毛巾敷伤病员头部，用电风扇吹风或扇风，在头部、腋下、腹股沟等大血管处放置冰袋或用纱布包裹的冰块，也可冷敷全身（图6-8-1）等。有条件时可使用降温毯或自动降温仪进行物理降温。为了防止体表受冷刺激而引起皮肤血管收缩或肌震颤，使机体产热增加，目前临床上多主张同时进行物理降温与药物降温。

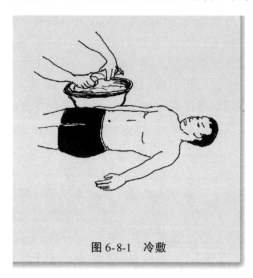

图6-8-1　冷敷

2. 对症与支持治疗

现场急救人员应保持伤病员的呼吸道通畅，有条件时及时给予伤病员有效吸氧。对病情危重或经适当处理无好转者，应在抢救的同时立即将其送往医院或拨打"120"急救电话，请求紧急医疗服务。

第九节 低体温的现场急救

一、概述

低体温是指各种原因引起的产热减少或散热增加导致体温低于正常范围。当体温低于 35 ℃时称体温过低。临床上将体温过低的程度（以口腔温度为例）划分为轻度（32 ℃ ~ 35 ℃）、中度（30 ℃ ~ 32 ℃）、重度（30 ℃）、致死温度（23 ℃ ~ 25 ℃）。

二、体温过低的症状

体温过低的症状：皮肤苍白冰冷，口唇呈紫色，轻度颤抖，有方向障碍或者不合理行为，心跳、呼吸减慢，血压降低，尿量减少，意识障碍，晚期可能出现昏迷，在严重的情况下，心搏骤停。

三、现场急救

（1）确保现场对急救人员和体温过低的伤病员都是安全的。拨打急救电话"120"，告诉接线员伤病员症状；将伤病员移出寒冷场所，保护伤病员不接触地面，让其躺在一层厚实干燥的保暖材料上。

（2）脱掉并更换伤病员潮湿的衣服，擦干其身体，包括头发，用毯子或者报纸覆盖伤病员的身体，确保伤病员头部也被覆盖，但要露出面部。

（3）帮助有意识的伤病员恢复体温，可以的话给其补充高能量的食物，例如巧克力等。

（4）如果发现伤病员失去反应，并且呼吸不正常或者仅有濒死叹息样呼吸，应立即实施心肺复苏，使用除颤仪除颤，直到专业医护人员到达现场。

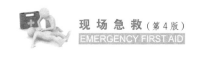

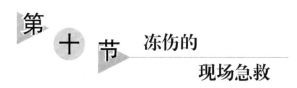

一、概述

冻伤是指冰点以下的低温作用于机体的局部或全身引起的损伤。由于外界温度过低，人体缺乏相应的防寒措施，加上潮湿、风袭、饥饿、疲劳等因素，易发生冻伤。轻微的冻伤可造成皮肤一过性损伤，要及时救治；较重的冻伤可致永久性功能障碍，须进行专业救治。严重的冻伤可危及生命，需紧急抢救。

二、分类与程度

冻伤分全身冻伤和局部冻伤两类，局部冻伤较多见。在身体的末端或表面血流缓慢。局部温度低易引起冻伤，多见于肢体局部（如手指、足趾、手背、耳郭、面颊等暴露部位）组织损伤。全身冻伤多见于在登山中被雪埋盖或沉船落水，机体受到严重寒冷侵袭时引起的全身功能障碍和组织损伤。冻伤程度及对应症状见表6-10-1。

<table>
<tr><th colspan="2">表 6-10-1　冻伤程度及对应症状</th></tr>
<tr><th>冻伤程度</th><th>对应症状</th></tr>
<tr><td>一度冻伤
（皮肤浅层冻伤）</td><td>局部皮肤苍白，有麻木感，进而皮肤充血、水肿、有刺痛和感觉异常</td></tr>
<tr><td>二度冻伤
（皮肤全层冻伤）</td><td>皮肤红肿，有大小不等的水疱，水疱破溃后流出黄色浆液。自觉皮肤发热，疼痛较重</td></tr>
<tr><td>三度冻伤
（皮肤坏死）</td><td>局部皮肤或肢体发生坏死和坏疽，皮肤呈紫褐色或黑色，局部感觉完全消失</td></tr>
</table>

三、现场急救

（1）确保现场对急救人员自身和冻伤的伤病员都是安全的。拨打急救电话"120"，告诉接线员伤病员症状；将伤病员移出寒冷场所，确保让严重冻伤者在损伤后的24小时内复温。

（2）一度局部冻伤伤病员可将伤肢放入40℃左右的温水中达到复温的目的。通常冻伤也伴有低体温。有条件时可利用保温毯进行保温。

（3）二度、三度冻伤伤病员应保持创面清洁干燥，肢体保温；伤肢肿胀较重或已有炎症时，则将健侧肢体放入温水中（若双上肢冻伤，则双下肢放入温水中），改善冻伤部位的血液循环。

（4）禁用高温烘烤、热敷、冷水浴、雪搓、锤打等方法，不要使用黏性敷料包扎冻伤的手指、足趾，以防止粘连。

（5）搬运全身冻伤、肢体冻僵、意识丧失者，要注意动作轻柔，否则会造成肢体扭伤、组织断裂或骨折。

（6）如果发现伤病员失去反应，并且呼吸不正常或者仅有濒死叹息样呼吸，应立即实施心肺复苏，使用除颤仪除颤，直到专业医护人员到达现场。

第七章

常见意外伤害的现场急救

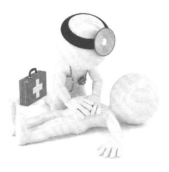

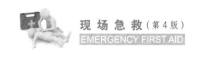
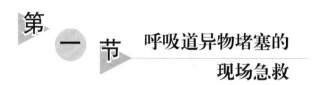

第一节 呼吸道异物堵塞的现场急救

呼吸道异物堵塞可发生于任何年龄段，多见于5岁以下儿童和老年人，成人偶见。如果救治不及时，伤病员易出现窒息、昏迷，甚至死亡。

一、原因

（1）儿童常对食物咀嚼不细，易将较粗大的食块误吸入气管，又因喉部保护性反射功能不健全，不易把误入气道的食块立即咳出。

（2）小儿常会把小的玩具含在口中，因哭笑打闹，导致异物随气流被吸入气管。常见的异物有谷物、花生粒、豆类、果核，也可见硬币、图钉、扣子、发卡、玻璃球等。

（3）成年人呼吸道异物堵塞多因进食时谈笑或将钉、针等物品含在口中时不慎误吸而引起。

（4）处于昏迷、麻醉状态下的伤病员可能将呕吐物呛入气管。

（5）老年人因咽喉部防御功能衰退，不易将异物咳出。

二、判断要点

人体的呼吸道对异物的反应是非常敏感的，可通过剧烈咳嗽将异物排出去。但如果吸入呼吸道的异物较大，并停留在喉部、声门下、气管、支气管等部位，就会将此处管腔的大部或全部堵塞，导致呼吸不畅，引起严重后果。

（一）喉部异物

异物嵌顿于喉部时，可导致立即窒息而死亡。如果异物小，人会出现呼吸困难、喉鸣、声音嘶哑、吞咽困难及疼痛等症状。

（二）气管异物

异物堵在气管时，人会出现剧烈阵咳、气急、呼吸困难等症状。

（三）支气管异物

异物堵在支气管时，人会出现咳嗽、呼吸困难及喘鸣音等症状。

（四）缺氧表现

缺氧会导致人咳不出来，且说不出话。由于缺氧，人会出现面色发绀，拼命挣扎，并有特殊的身体姿势（图7-1-1）。

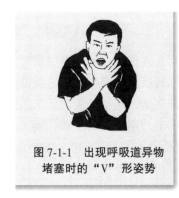

图7-1-1 出现呼吸道异物堵塞时的"V"形姿势

窒息严重者可在数分钟内死亡，即使抢救成功，也常因脑部缺氧过久而留下瘫痪、失语、智力障碍、肢体运动障碍等后遗症。因此，对呼吸道异物堵塞伤病员，现场急救人员必须争分夺秒地进行现场抢救，而不能急于送医院。

三、现场急救

（一）腹部冲击法（海姆立克法）

当伤病员清醒时，现场急救人员站在伤病员后面，用两臂抱住伤病员，一手握拳，大拇指朝内，放在伤病员的上腹中部与剑突之间，另一只手压在前一只手的拳头上，有节奏地快速、连续使劲向上、向内推压，这样可使伤病员横膈抬高，压迫肺底。（图7-1-2）要连续操作数次（5～6次），使肺内产生一股强大气流，将异物从气管推入口腔，从而解除窒息。

海姆立克手法

（二）卧位腹部冲击法

让昏迷伤病员仰卧后，现场急救人员分开两腿跪下，把伤病员夹在两腿中间，用两手掌根重叠于腹中线脐上两横指处，向上、向后有节奏地冲击伤病员的腹部（图7-1-3）；或将伤病员放在抢救者的半跪大腿上，拍打其背部。一旦发现异物被排至口中，就立即将之取出。

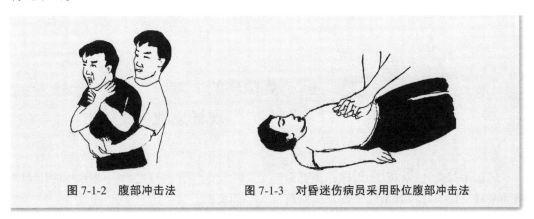

图7-1-2 腹部冲击法　　图7-1-3 对昏迷伤病员采用卧位腹部冲击法

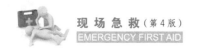
（三）婴儿救治法

发现婴儿的呼吸道被异物堵塞时，现场急救人员应立即将婴儿倾斜60°，让其俯伏于自己的前臂上，使之头低脚高，同时一手掌固定婴儿下颌角，使其头部轻度后仰，打开气道，保持其头与颈部的位置稳定。现场急救人员的前臂应紧靠自己身体，保持固定不动，用另一只手叩击婴儿左右肩胛骨之间的背部数次（4～6次），促使异物排出。（图7-1-4）若上述方法无效，现场急救人员可尝试让婴儿翻转，仰卧于自己的前臂上，再用两根手指迅速、连续挤压其胸骨4～6次，促使异物排出。（图7-1-5）

（四）自救

误吸异物后，若只有自己一个人在场，可进行自救，如用椅子背、桌子角或栏杆突出部位抵压上腹部，促使异物排出。（图7-1-6）

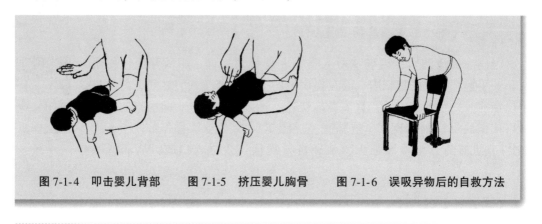

图 7-1-4　叩击婴儿背部　　　图 7-1-5　挤压婴儿胸骨　　　图 7-1-6　误吸异物后的自救方法

注意事项：

1. 切忌在异物尚未进入口腔时，就用手掏或用钳子夹取，以防异物进入更深处。
2. 进行过腹部冲击或胸部冲击的伤病员应立刻就医，检查有无内脏出血等情况。

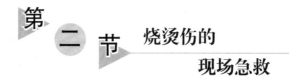

第二节　烧烫伤的现场急救

烧伤不仅会造成皮肤的毁损，还会引起全身性反应，尤其是大面积烧伤，会引起剧烈的全身反应，导致各系统、器官代谢紊乱，功能失调。

烧伤的现场急救，不仅是为了挽救伤病员生命，还要尽可能减轻或避免畸形，恢复伤病员机体功能和劳动能力，满足伤病员生理、心理和社会活动的需要。

一、致伤原因

烧伤的原因很多，最常见的如被沸水、火焰、热金属、沸液、蒸汽等烧伤；其次为化学烧伤，如被强酸、强碱、磷、镁等烧伤；再次为电烧伤；其他还有放射性烧伤、闪光烧伤等。其中，生活中的烫伤和火焰烧伤占多数，但随着工农业生产的发展，非生活烧伤开始增多。应该指出，平时90%左右的烧伤是可以避免的。

二、判断要点

烧伤的严重程度主要依据烧伤的面积、深度、部位，伤病员的年龄，伤病员有无合并伤、伤前的体质强弱、有无内脏器质性疾患等因素进行综合判断。

（一）面积估计

通常以烧伤区占全身体表面积的百分率来评估烧伤程度。中国人全身体表面积常采用九分法和手掌法进行估算。

1. 九分法

九分法是将全身体表面积划分为若干9%的倍数来进行计算的一种方法。头颈占9%，躯干前后占4×9%，双上肢占2×9%，双下肢占4×9%，会阴部占1%。（图7-2-1）

2. 手掌法

伤病员本人五指并拢，手掌面积即占全身体表面积的1%。不论年龄大小与性别，此法均以伤者自己手掌面积的大小来进行估计（图7-2-2）。

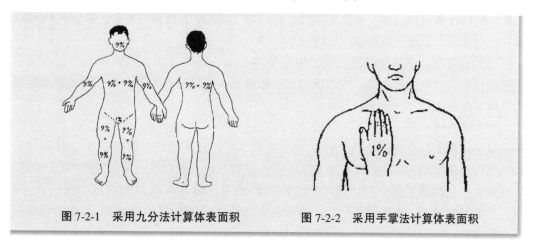

图 7-2-1　采用九分法计算体表面积　　　　图 7-2-2　采用手掌法计算体表面积

（二）烧伤深度的识别

根据皮肤烧伤的深浅，烧伤深度可分为Ⅰ度、浅Ⅱ度、深Ⅱ度、Ⅲ度（图7-2-3）。

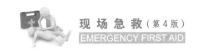

烧伤深达肌肉、骨质者仍按Ⅲ度计算。临床上为表述方便，将Ⅰ度和浅Ⅱ度称为浅度烧伤，将深Ⅱ度和Ⅲ度称为深度烧伤。

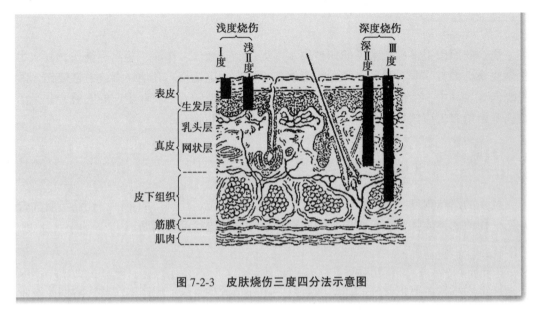

图 7-2-3　皮肤烧伤三度四分法示意图

1. Ⅰ度烧伤

Ⅰ度烧伤又称红斑性烧伤，表现为局部发红、微肿、灼痛，无水疱，多在1周内痊愈，不留瘢痕。

2. Ⅱ度烧伤

Ⅱ度烧伤又称水疱性烧伤。

（1）浅Ⅱ度：伤区红、肿、剧痛，出现水疱，内含血浆样黄色液体。水疱破裂后创面鲜红、湿润、渗出多，疼痛更剧烈。伤区如无感染，2周内可愈合。在短期内可见痕迹或色素沉着，但不留瘢痕。

（2）深Ⅱ度：表现为感觉迟钝，拔毛微痛。水疱皮破裂或去除腐皮后，创面呈白中透红的斑点。创面渗出多、水肿明显，一般需要1个月左右才能愈合，可遗留瘢痕增生及挛缩畸形。

3. Ⅲ度烧伤

Ⅲ度烧伤又称焦痂性烧伤。皮肤全层被毁，深达皮下组织，甚至肌肉、骨骼亦受损。创面上形成的一层坏死组织被称为焦痂，呈苍白色、黄白色、焦黄或焦黑色，甚至干燥坚硬。创面痛觉消失，拔毛不痛。被烫伤的Ⅲ度创面可苍白而潮湿。伤后2～4周，焦痂溶解脱落，肉芽创面形成。面积较大的创面多须植皮方可愈合，且常遗留瘢痕及挛缩畸形。

临床上以潮红、起疱、烧焦来区分Ⅰ、Ⅱ、Ⅲ度烧伤。面部、手部和足部是身体的外露部分，为最常见的烧伤部位。特殊部位烧伤是指面、手、足、会阴部、呼吸道及眼球烧伤，可直接影响生命或相应身体功能的恢复。

三、化学性烧伤

（一）强酸烧伤

常见的强酸烧伤是硫酸、硝酸、盐酸烧伤。其特点是组织脱水，组织蛋白沉淀凝固，故侧面少有水疱，迅速成痂。

（二）强碱烧伤

常见的强碱烧伤为苛性碱、氨、石灰等烧伤。碱可使组织细胞脱水并皂化脂肪，而碱离子与蛋白结合形成碱性蛋白，可穿透到深部组织。因此，如果现场急救不及时，创面可继续扩大或加深，并引起疼痛。

四、现场急救

烧伤后要迅速采取创面冷却疗法，即用清洁冷水冷敷或浸泡创面，尽快消除致伤因素。

（一）小面积轻度烧烫伤

针对小面积的烫伤处置四字原则：冲、脱、盖、送。

（1）冲：立即用冷水冲洗烫伤部位约 20 分钟，这样能够快速带走烫伤表面的热量，避免热损伤进一步加重。

（2）脱：如果有必要，可以使用剪刀去除烫伤部位的衣物和鞋袜，避免撕扯到烫伤的部位，防止热力进一步损害。

（3）盖：使用干净的或无菌的非黏性纱布或棉质的布类覆盖在伤口上，并加以固定。减少外界的污染和刺激，有助于保护创口的清洁和减轻疼痛。

（4）送：如发现伤病员伤情加重或者疼痛不止，应立刻将其送往医院治疗。

（二）大面积严重烧烫伤

（1）确保现场安全，做好自我防护；拨打急救电话"120"，告诉接线员伤病员症状；帮助伤病员坐下或者躺下，避免伤口与地面接触以保持伤口清洁。

（2）立即用大量冷水持续冲洗烧伤区域 10 分钟以上或直至疼痛减轻；避免为伤病员过度降温而导致的失温；迅速剪开并取下未与皮肤粘连的衣裤、鞋袜、首饰等物品，切不可强行剥脱，以免增加感染风险。

（3）使用保鲜膜或者干燥、非黏性的无菌敷料覆盖烧伤区域。如果发现伤病员面部烧伤，不要遮盖伤处，避免其出现呼吸窘迫；不要用软膏或者油剂涂抹伤处，以免增加感染的风险。

（4）安抚伤病员情绪，监控并记录伤病员的生命体征。因为伤病员有可能需要麻

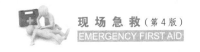
醉，应让伤病员禁食、禁水。如果发现伤病员失去反应，并且呼吸不正常或者仅有濒死叹息样呼吸，应立即实施心肺复苏，使用除颤仪除颤，直到专业医护人员到达现场。

（三）化学品烧伤的现场救护原则

（1）确保现场安全，做好自我防护；将伤病员迅速脱离现场，拨打急救电话"120"，告诉接线员伤病员症状。

（2）发现伤病员的眼睛接触化学品时，应立即用大量流动水冲洗其眼睛。发现伤病员的皮肤被化学品烧伤时，应立即用流动水冲洗其皮肤 20 分钟以上。冲洗时应将污染的衣物脱去。若发现伤病员接触的是粉末状化学品，应先清除掉，再用流动水冲洗。

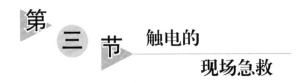

第三节 触电的现场急救

一、概述

电是我们工作、生活中不可缺少的能源，但由电引发的触电事故非常多。此外，自然界的雷击也是一种触电形式，其电压可达几千万伏。强大的电流袭击能使人的心跳和呼吸立即停止并造成严重烧伤。

电对人体的伤害可概括为电流本身及电能转换为热和光效应所造成的伤害。触电对人致命的伤害是引起心室纤维性颤动、心搏骤停，因此及时有效的心脏除颤、心肺复苏是抢救成功的关键。

二、判断要点

（一）电流伤（触电）

电流伤（触电），轻者表现为惊吓、发麻、心悸、头晕、乏力等症状，一般可自行恢复，重者可出现强直性肌肉收缩、昏迷、休克。电流通过心脏会引起严重的心律失常，如心室纤维性颤动（简称心室纤颤），持续数分钟后可造成心搏骤停，并造成呼吸中枢抑制、麻痹，导致呼吸衰竭甚至停止呼吸。

（二）电烧伤

电流通过人体所引起的局部损伤称为电烧伤。临床表现为入口与出口常呈椭圆形，一般限于导电体接触的部位。轻者仅有局部皮肤的损伤，重者损伤面积大，破坏较深，可达肌肉、骨骼或内脏，以入口处更为严重。电烧伤部位外观局部呈黄褐色或焦黄色，严重者组织完全炭化、凝固，边缘整齐、干燥，早期疼痛较轻。电烧伤部位周围的皮肤常因电火花或衣服着火被烧伤，一般多为深度烧伤。

三、现场急救

（1）确保现场安全，做好自我防护；迅速切断电源（图7-3-1），并用干木棍、竹竿等绝缘物体将电线从伤病员身上挑开（图7-3-2）；电源切断前不要用手直接接触伤病员；立即拨打急救电话"120"，告诉接线员伤病员的症状。

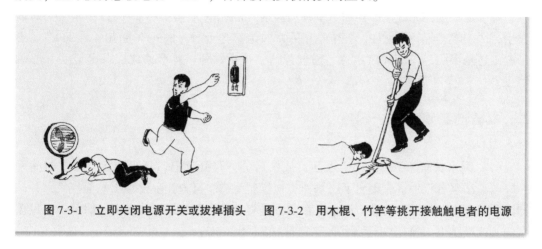

图7-3-1　立即关闭电源开关或拔掉插头　　图7-3-2　用木棍、竹竿等挑开接触触电者的电源

（2）如果电击伤由高压电造成，比如电缆脱落，现场急救人员应立刻通知主管机构，在电源被关闭前，不要进入事发区域或者尝试移动电源；如高压电线掉落在汽车上，请勿让车内人员下车。

（3）应立即用冷水冲淋烧伤局部降温，在肢体发生肿胀前取下烧伤部位的戒指、手表、腰带，脱掉紧身衣物，不要触摸烧伤处。

（4）如果发现伤病员失去反应，并且呼吸不正常或者仅有濒死叹息样呼吸，应立即实施心肺复苏，使用除颤仪除颤，不要轻易放弃，直到专业医护人员到达现场。

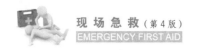

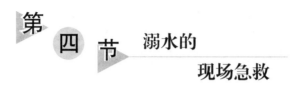

第四节 溺水的
现场急救

一、概述

溺水又称淹溺，是人淹没于水或其他液体介质中并受到伤害的状况。人淹没于水中，呼吸道被水、泥或草等异物堵塞称为湿溺（病死率为 70%～80%）。溺水后短时内发生会厌、喉、气管反射性、痉挛性堵塞呼吸道称为干溺（病死率为 10%～20%）。不论湿溺还是干溺，均能导致窒息、通气障碍、严重缺氧、呼吸衰竭，甚至呼吸、心跳停止。

二、溺水的身体特征

（1）溺水者面部不断沉浮于水面，或头后仰，张开嘴巴，呼吸急促，没有时间发声呼救。溺水者双手、双脚向下压水，类似攀爬绳梯，努力让嘴巴浮出水面换气，并试图游向某个方向却无法前进。溺水者在水中是直立的，眼神呆滞或者闭上眼睛，头发盖在额头或眼睛上，挣扎数十秒后就会沉下去。（图 7-4-1）

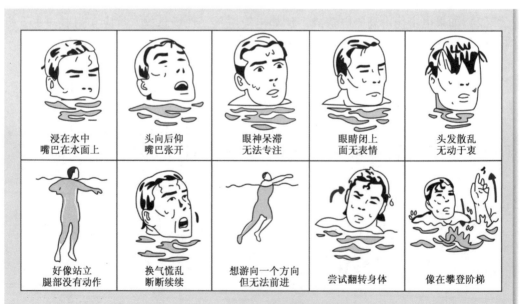

浸在水中嘴巴在水面上	头向后仰嘴巴张开	眼神呆滞无法专注	眼睛闭上面无表情	头发散乱无动于衷
好像站立腿部没有动作	换气慌乱断断续续	想游向一个方向但无法前进	尝试翻转身体	像在攀登阶梯

图 7-4-1　溺水的身体特征

（2）溺水者最重要的特征就是他们看起来不像在水中挣扎，可能只是在抬头看天空、岸际、泳池边或码头等。这个时候你要问："你还好吗？"如果他们能回答，证明没事。如果其眼神涣散，则说明他们可能溺水了。

（3）儿童发生溺水时，不一定能够拼命拍水或大喊，反而往往是无声且短暂的。表现出的特征会让人误以为他在憋气、玩水等。

三、溺水者的水下自救

不会游泳的溺水者由于求生本能，很难保持冷静。在最短时间内得到帮助是最有效的脱险途径。如无他人帮助时，溺水者可采取以下措施自救：

（1）水深不到身高时，只要站直身体，就能成功脱险。

（2）落入较深水域时，尝试抓住一切漂浮的物体，切勿尝试脱掉身上的衣物，否则容易引起身体沉入水中。羽绒服之类的衣服可以给溺水者带来浮力。

（3）无漂浮物可用时，溺水者尽量保持头部后仰，眼睛望着天空，使口鼻露出水面。仅用嘴巴缓慢地做较浅的呼吸，避免鼻子呼吸。在口腔进水时也不要打乱呼吸节奏，紧急时可将水吞咽。双脚应有节奏地向下蹬踏，双手按压水面，保持嘴巴露出水面。

（4）切勿勉强挥手求助及大声呼救，否则容易呛水，使身体沉入水下。

（5）在有水流的水域不可逆流挣扎脱困，应保持正常呼吸，顺水流方向漂浮，等待救援。

（6）掌握游泳技能，以备不时之需。

四、溺水者的互救

对溺水者实施救助时应在确保自身安全的前提下，尽可能呼唤多人参与救援。面对陌生水域，切勿单人独自下水施救，即使会游泳也不要盲目下水，尽可能采用岸上救助法。无论儿童是否会游泳，施救者都必须禁止儿童下水施救。如施救者在救人时感到严重不适，应立即放弃抢救，实施自保和求援。

（1）现场急救人员面对距离较近的溺水者，可将可延长距离的营救物如树枝、木棍、竹竿等物送至溺水者前方，命其牢牢握住并将其拉出水面。在施救过程中急救人员应该尽可能降低自己的体位，让重心向后向下，最好趴在地上或用另一只手抓住稳固的物体（如坚固的石头、树枝等），再将溺水者拉出水面。

（2）溺水者与现场急救人员距离较远且无法接近时，现场急救人员可向溺水者抛投绳索及漂浮物，如救生圈、救生衣、救生浮标、木板、圆木、汽车内胎等。抛投绳索前要在绳索前端系重物，以便投掷；同时大声呼唤溺水者，让其抓住抛投物。现场急救人员应注意降低体位，让重心向后，站稳脚跟，以免被溺水者拽入水中。

（3）利用船只对溺水者实施救援。该法适用于宽阔水域的淹溺，而且最好由受过

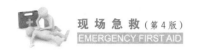

专业训练的现场急救人员参与，否则在拉溺水者时容易导致翻船，酿成更大的事故。如营救船只过小且水温不低，现场急救人员可告知溺水者不必上船，让其抓住船帮，再将其拉回岸即可。

（4）游泳救援也称为下水救援。这是最危险的救援方法。只有在上述几种施救法都不可行时，才能采用此法。现场急救人员应具备良好的水性，并熟悉施救区域的水情。最好由两人或三人同时下水营救，降低救援危险。下水急救人员应尽可能脱去衣、裤、鞋、袜，携带漂浮物如救生衣、救生圈等，尽量从背面接近溺水者，用一只手从溺水者腋下插入，握住其对侧的手，也可托住其头部，用仰泳方式拖向岸边，在拖带过程中尽量使溺水者面部露出水面。如溺水者欲抓抱急救人员，急救人员应侧转身体，用单手接触溺水者胸部，将其推开，避免被溺水者缠抱。

五、溺水者岸上急救方法

（1）迅速检查溺水者身体情况，对意识清醒的溺水者应采取保暖措施，脱去其湿衣服，擦干其身体表面的水，为其换上干衣服，以减少体表水分蒸发。有条件时可用毛毯等物包裹其身体和头部，防止出现低体温。

（2）对没有反应但有呼吸和心跳的溺水者，应保持呼吸道通畅，同时将溺水者摆放成侧卧体位，防止其呕吐物堵塞呼吸道。同时拨打急救电话"120"，并密切观察溺水者的病情。

（3）发现溺水者出现呼吸、心跳停止时，应立即进行心肺复苏，并清除口中的泥沙及杂草，保持气道通畅。无须进行控水处置，因控水容易引起胃内食物反流和误吸，反而会堵塞呼吸道，还可能导致肺部感染，延误心肺复苏的启动时间。

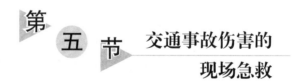

第五节 交通事故伤害的现场急救

交通事故是最常见的意外伤害。严重的交通事故可导致人员伤亡。交通事故伤情以颅脑外伤、脊椎骨折、胸部损伤为主，多为骨折，同时可能伴有烧伤等复合伤。尤其是海难、空难事故中的伤病员，大多伤势严重，死亡率极高。

一、判断要点

交通事故损伤的主要部位为头部、四肢、盆腔、肝、脾、胸部。伤病员死亡的主要原因是头部损伤、严重的复合伤和碾压伤。

运输危险化学品的车辆发生交通事故不仅会造成人员受伤，还可能由于危险化学品受到撞击、受热、泄漏等引发火灾、爆炸及人员中毒事故，使事故损失进一步扩大。

二、现场急救

由车祸（如行人、自行车与机动车相撞，摩托车、汽车翻车等）引起的群死群伤交通事故常须由政府、公安、急救、医疗部门多系统联合施救。

现场急救的顺序为紧急呼救—保护现场—现场急救—转运伤病员。

（1）拨打救护电话"120""110""119"。

（2）切勿立即移动伤者，除非处境会危害其生命（如汽车着火、有爆炸可能）。

（3）将失事车辆的引擎关闭，拉紧手掣或用石头固定车轮，防止汽车滑动。

（4）呼救的同时，首先查看伤病员的伤情，根据伤情进行救护。例如，对脊柱损伤伤病员不能拖、拽、抱，应使用颈托固定颈部或使用脊柱固定板，避免脊髓受损或损伤加重导致截瘫。

（5）实行先救命、后治伤的原则。一旦发现伤病员的呼吸、心跳停止，应立即对伤病员进行心肺复苏。

（6）对意识清醒的伤病员，可询问其伤在何处（疼痛、出血、何处活动受限），并立刻检查患处，进行对症处理。疑有骨折时，应尽量简单固定后再搬运。

（7）应尽可能对现场进行保护，以便给事故责任划分提供可靠证据，并以最快的方式向交通管理执法部门报告。

（8）恶性交通事故发生，大量外援到达后，应在抢险指挥部统一领导下，有计划、有组织地进行抢救与分类转运伤病员等工作。

（9）在伤病员量大时，必须进行伤情分类。对伤病员分类验伤后，应尽快将伤病员转送至医院，及时进行抢救，以降低死亡率和伤残率。

（10）如果发现交通事故涉及危险化学品，应首先了解危险化学品的种类、名称和危险特性，有针对性地实施应急行动，同时尽量佩戴个人防护用品，站在上风处实施现场急救。

第六节 关节扭伤与脱位的现场急救

一、关节扭伤的现场急救

（一）概述

在外力作用下，关节骤然向一侧活动而超过其正常活动度时，可引起关节周围软组织如关节囊、韧带、肌腱等发生撕裂伤（称为关节扭伤）。轻者仅表现为部分韧带纤维撕裂，重者则表现为韧带完全断裂或韧带及关节囊附着处骨质撕脱，甚至发生关节脱位。

（二）判断要点

（1）关节附近疼痛，关节不能活动，活动时疼痛加剧。

（2）关节附近肿胀及皮肤发绀。

（3）伴有肌肉拉伤时，受伤处会感觉刺痛并出现肿胀、肌肉僵硬或痉挛。

首先要区分伤势轻重。一般来讲，如果活动时扭伤部位疼痛但并不剧烈，则多为关节扭伤。伤病员如果活动时有剧痛，不能站立和挪步，疼在骨头上，扭伤时有声响，伤后迅速出现肿胀等，现场检查有骨折的表现特征，就应马上去医院诊治。

（三）现场急救原则

（1）休息。扭伤部位停止活动，休息 2～3 周。

（2）冰敷。24～48 小时内，用冰袋冷敷扭伤部位，每敷 20 分钟休息 10 分钟。

（3）包扎压迫。用弹性绷带包扎压迫冰敷部位，每隔 2 小时放松 0.5 小时。

（4）抬高患部。将受伤的上肢悬挂，用棉被等垫高下肢，抬高患部，以免发生肿胀。

（四）常见部位扭伤的急救措施

1. 手指关节扭伤

扭伤手指会有触电样的疼痛而被迫突然停止活动。

现场急救：伤后应立即停止运动，首先进行冷敷，最好用冰块，也可用冷水替代（将手指泡在冷水中），然后用胶布把手指固定在伸直位置（图 7-6-1）。

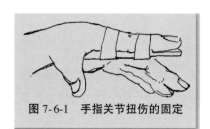

图 7-6-1　手指关节扭伤的固定

2. 踝关节扭伤

过度的强力内翻或外翻活动，如行走在不平的路面上、从高处跌下或跑跳时落地不稳，均可引起外侧或内侧韧带损伤、部分撕裂甚至完全断裂或引起撕脱性骨折。临床表现：踝内侧或外侧疼痛、肿胀，走路跛行；有时可见皮下淤血，韧带部位有压痛；让足内外翻时可引起韧带部位疼痛加剧。

现场急救：首先要制动休息，将小腿垫高，以促进静脉血回流、淤血消散。急救时可以用毛巾包裹冰块外敷局部或局部喷洒云南白药气雾剂等，然后进行"8"字形加压包扎；24小时后可热敷，用黄酒调敷云南白药等，以促进淤血消散。

3. 腰扭伤

急性腰扭伤是腰部肌肉、筋膜、韧带等软组织因外力作用突然受到过度牵拉而引起的急性撕裂伤，常发生于搬抬重物、腰部肌肉强力收缩时。急性腰扭伤可使腰骶部肌肉的附着点、骨膜、筋膜和韧带等组织撕裂。伤后疼痛剧烈，当即不能活动。检查时见伤病员腰部僵硬，腰前凸消失，可伴有脊柱侧弯及背肌痉挛。扭伤部位可有明显的压痛点。

现场急救：治疗要点是静养、局部冷敷或局部喷洒云南白药气雾剂等。伤病员尽量采取舒适体位，以减轻疼痛。最好睡硬板床，扎宽腰带，并锻炼腰背肌。24小时后可热敷、用药。

二、关节脱位的现场急救

（一）概述

关节脱位是由于直接或间接暴力作用于关节，使骨与骨之间相对关节面的正常关系破坏，发生移位所致。以肩、肘关节脱位最为常见，髋关节次之，膝、腕关节脱位则少见。

关节脱位后，关节囊、韧带、关节软骨及肌肉等软组织也会有损伤。另外，关节周围若出现肿胀，可有血肿。关节不及时复位，会导致血肿机化、关节粘连，引起不同程度的关节功能丧失。

脱位、扭伤与骨折有时很难辨别，因此只要怀疑有骨折，就可按骨折进行处理。

（二）判断要点

关节脱位具有一般损伤的症状和脱位的特殊表现。

1. 一般症状

（1）疼痛明显，在活动患肢时加重。

（2）局部皮肤发绀、肿胀。

（3）关节脱位后结构失常，关节失去正常活动功能。

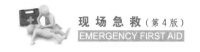

2. 特殊表现

（1）畸形。关节脱位后，肢体出现旋转、内收或外展和外观变长或缩短等畸形，与健侧不对称，关节的正常骨性标志发生改变。

（2）弹性固定。关节脱位后，未撕裂的肌肉和韧带可将脱位的肢体保持在特殊的位置，被动活动时有一种抵抗和弹性固定的感觉。

（3）关节盂空虚。最初的关节盂空虚较易被触知，但肿胀严重时则难以触知。

（三）现场急救

（1）用枕头或衬垫支撑伤病员的伤处，维持伤肢最舒适的姿势；然后用绷带或悬带固定伤肢，再将伤肢固定于躯干或健肢。

（2）立即将伤病员送至医院救治。

（3）可根据关节的伤情判断是否有关节脱位。若对骨骼结构不熟悉，不能判断关节脱位是否合并骨折，就不要轻易实施脱臼复位，以防损伤血管和神经，造成附近组织的损伤。当怀疑有骨折时，应按骨折进行处理。

第七节　身体主要部位损伤的现场急救

创伤可造成身体出血、骨折、闭合或开放性损伤等。对各种损伤的处理原则如前述。但具体到身体的某一部位损伤，则往往是综合的，伤病员也不可能仅因单一损伤而出现症状、体征。在实际生活中，现场急救是以身体受伤的部位及程度来决定如何采取相应的措施，以挽救生命、减轻伤残并进行安全转运的。

一、颅脑损伤

颅脑损伤是创伤中十分常见的。车祸、地震、塌方以及摔伤、锐器伤等均可造成颅脑损伤。

（一）判断要点

颅脑损伤轻者，仅出现头皮血肿、裂伤；重者可发生颅骨骨折、颅内血肿、脑挫裂伤。伤病员会出现头痛，面色苍白，出汗，呕吐，脉搏缓慢，意识丧失，瞳孔缩小、散大或双侧不等大，大小便失禁，偏瘫，失语，感觉异常，视觉改变，听觉障碍等。脑组织受损时，伤病员会出现意识障碍。颅内血肿及脑组织损伤均可继发脑水肿，导致颅内压增高，严重时可导致脑疝，造成瞳孔改变，影响呼吸、循环功能，伤亡率较高。

（二）现场急救

1. 头皮血肿

现场急救操作要点如下：

（1）冷敷。一般不需要包扎。

（2）护送伤病员到医院做进一步检查。

2. 头皮裂伤

现场急救操作要点如下：

（1）尽快用无菌敷料或洁净布料压迫头部伤口，用指压法止血。

（2）用尼龙网套固定敷料或迅速用三角巾包扎伤口。

（3）护送伤病员到医院进行清创缝合，并做进一步检查。

3. 颅骨骨折及脑组织膨出

颅骨骨折可导致头部、面部、耳鼻出血及清澈或粉红色水样的脑脊液从鼻腔和耳道流出。颅骨破裂可导致脑组织膨出。

现场急救操作要点如下：

（1）立即拨打"120"向急救中心求救。

（2）让伤病员平卧，检查其意识、呼吸、脉搏。

（3）迅速清除伤病员口鼻中的异物，让其头偏向一侧，以保持呼吸道通畅。

（4）若发现伤病员的呼吸、心跳停止，应立即对伤病员进行心肺复苏。

（5）迅速加压包扎伤口，止血。

（6）对耳、鼻出血的伤病员（脑脊液漏），应让其侧卧，使出血侧向下，略垫高头部，禁止堵塞耳道和鼻孔，以防脑脊液倒流回颅内，引起颅内感染及颅内压力增高。

（7）对脑组织膨出的伤病员，应用湿敷料覆盖膨出的脑组织，外套环形圈，再将搪瓷碗等物扣在脱出组织周围，以保护脑组织不受压迫和损伤。然后进行包扎固定。

（8）应用脊柱板或硬担架搬运伤病员。让伤病员取头垫高15°平卧位，固定头部。

（9）对伤病员禁食、禁水。

（10）将伤病员迅速送至医院进行专科治疗。

4. 戴有头盔者头部受伤的处理

如果戴有头盔者的头部受伤，并妨碍呼吸，导致呕吐，应尽可能由伤病员自己取下头盔，或由两人合作安全地摘下头盔（确保有一人固定伤病员的头和颈部）。

二、胸部损伤

常见胸部损伤的原因有车祸、挤压伤以及摔伤和锐器伤。胸部损伤包括胸部挫伤、裂伤、肋骨骨折、气胸、血胸、肺裂伤、肺挫伤，有时还合并腹部损伤。

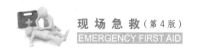

（一）判断要点

（1）胸部损伤处的局部皮肤出现血肿、发绀、损伤。

（2）肋骨骨折可为单根或多根骨折（浮桥式），发生在一侧或双侧。表现为胸壁凹陷，呼吸、咳嗽时胸廓活动使骨折处疼痛加重，合并血胸者可发生呼吸困难。

（3）血胸和气胸是由肋骨骨折刺伤周围组织或胸壁引起开放性裂伤造成的。如果胸壁的伤口与胸膜腔相通，伤口处会有气泡或"吱吱"声。这称为开放性气胸。开放性气胸伤病员会出现呼吸困难，甚至窒息。

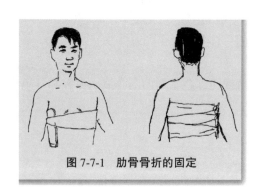

图 7-7-1　肋骨骨折的固定

（二）现场急救

（1）尽可能佩戴个人防护品实施救护。

（2）检查伤病员的意识、呼吸、脉搏。

（3）立即拨打"120"向急救中心求救。

（4）在伤病员有呼吸困难时要让其保持安静。

（5）对胸部挫伤者，要注意检查肋骨骨折及脏器损伤。

（6）对肋骨骨折进行固定（图7-7-1）。

（7）将伤病员急送至医院救治。

注意事项：

（1）为防止开放性气胸变为闭合性气胸，造成张力性气胸，先在胸部伤口上放一个透气的纱布敷料。可以找一块保鲜膜，剪成一个四方形，放在敷料的外边。放上去以后，把保鲜膜上边两侧都用胶布封盖住，下边70%的边都要用胶布封盖住，只留小缝隙。伤病员吸气的时候，保鲜膜就会贴在胸壁上，不会有气体从那里进入。呼气的时候身体里边的气压高，气体就会从缝隙出来。空气只出不进，从而缓解胸部创伤导致的吸气功能障碍。

（2）发现未昏迷伤病员发生浮桥胸时，应先固定，再让伤病员取伤侧向上卧位。

（3）让昏迷伤病员取稳定性侧卧位或仰卧位，头偏向一侧，侧向伤侧。

三、腹部损伤

腹部损伤包括开放性腹部损伤和闭合性腹部损伤。开放性腹部损伤可导致肠管膨出；闭合性腹部损伤可导致肝、脾等脏器损伤，引起内出血，导致出血性休克。胃肠等空腔脏器穿透伤可引起腹膜炎，伤病员腹痛明显。

（一）判断要点

（1）腹部损伤无裂口时，损伤部位可见肿胀或凹陷，引起大范围腹痛和触压痛，伴有恶心、呕吐等症状。

（2）腹部损伤有裂口时，损伤部位可见出血。若裂口与腹腔相通，可导致肠管膨出。

（3）腹腔内脏器损伤伴休克者表现为面色苍白、出冷汗、肢凉、脉搏细速。胃肠道损伤的临床表现为腹部剧痛、胀气、恶心、呕吐、腹肌紧张。肝、脾脏器损伤的特征是腹痛不很明显，内出血量多时有腹胀、休克等表现。

（二）现场急救

（1）实施现场急救时尽可能佩戴个人防护用品。

（2）让伤病员平卧，检查其意识、呼吸、脉搏。

（3）立即拨打"120"向急救中心求救。

（4）保持安静，避免不必要的搬动。

（5）让伤病员禁食、禁水。

（6）用无菌纱布或三角巾包扎伤口。

（7）对有肠管外露者，盖上湿敷料，外套环形圈，再将搪瓷碗等物扣在脱出组织周围后进行包扎。（图7-7-2）不要将膨出物送回腹腔，以免引起腹腔感染。

（8）让伤病员取平卧位，双腿屈曲。

（9）用脊柱板等担架对伤病员进行搬运。

（10）速将伤病员送至医院治疗，在途中严密观察病情变化。

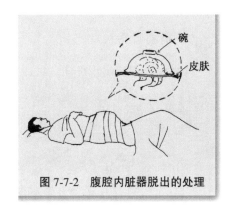

图 7-7-2 腹腔内脏器脱出的处理

四、脊柱损伤

脊柱骨折在创伤中发生较多。地震、塌方以及交通事故、房屋倒塌、从建筑工地坠落等各种意外都可造成脊柱损伤。脊柱损伤的危害性在于易造成截瘫，给伤病员带来严重的终身残疾。

（一）判断要点

（1）脊柱损伤主要是指脊柱骨折，常发生于颈椎和胸腰椎交界区（胸腰段）。

（2）颈椎骨折可导致伤病员因呼吸肌麻痹而丧失呼吸能力，引起窒息。

（3）颈椎骨折可损伤脊髓颈段，造成躯干和四肢感觉、运动功能丧失，四肢瘫痪，排便受限。

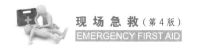

（4）胸腰椎骨折可损伤脊髓胸腰段，导致双下肢瘫痪，排便功能丧失。

（二）现场急救

（1）凡由高处摔下、撞车，颈、胸、腰部受到直接或间接暴力等，均可能导致脊柱损伤。对此类伤病员，严禁随意搬动，严禁抱扶、让伤病员试行走，应就地等候救护。

（2）立即拨打"120"向急救中心求救。

（3）检查伤病员的意识、呼吸、脉搏，对呼吸、心跳停止者立即进行心肺复苏。

急救操作要点：① 先用颈托或临时制作的颈套做好颈部固定。② 按现场急救原则搬运伤病员。③ 将脊柱损伤伤病员置于脊柱板、躯干夹板或木板等硬担架上。④ 将伤病员连同担架一并固定，并由专业医护人员监护运送至医院进行诊治。

五、骨盆骨折

骨盆骨折常发生于交通事故或高空坠下等情形下。严重的骨盆骨折可伤及膀胱、直肠及尿道，甚至导致严重的内出血。

（一）判断要点

（1）受伤部位出现疼痛、肿胀、发绀或有擦伤痕，可能有骨盆两侧不对称、下肢不等长。骨盆由两侧向中间挤压或分离时疼痛加剧（图7-7-3）。

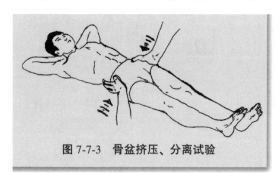

图7-7-3 骨盆挤压、分离试验

（2）盆腔内脏损伤合并出血时，伤病员可有休克表现，出现腹痛、腹胀，以及腰、会阴部有大面积肿胀和瘀斑。合并膀胱损伤者表现为下腹剧烈疼痛，触压时疼痛加剧，有尿意但排不出或排出少量血尿。

（二）现场急救

（1）立即拨打"120"向急救中心求救。

（2）让伤病员取仰卧屈膝位，安静休息，就地等候急救。

（3）固定骨折部位（图7-7-4）。

（4）由专业医护人员监护，运送伤病员至医院进行诊治。

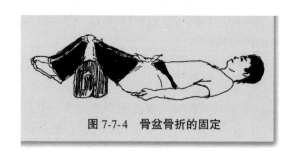

图7-7-4 骨盆骨折的固定

六、四肢骨折及断指、断肢的处理

四肢骨折可分为开放性骨折和闭合性骨折。出血、肿胀可导致肌肉缺血、坏死。

（一）判断要点

1. 四肢骨折

伤病员骨折后可出现疼痛、肿胀、发绀、畸形及功能丧失等表现。

（1）锁骨骨折：锁骨处疼痛、肿胀，肩关节活动受限。

（2）肱骨骨折：上臂疼痛、肿胀、活动受限，出现畸形。

（3）尺、桡骨骨折：前臂疼痛、肿胀，不能旋转。

（4）股骨干骨折：大腿肿胀、疼痛，伤肢缩短，不能抬腿，不能行走及站立。

（5）胫、腓骨骨折：小腿疼痛、肿胀、畸形，不能站立。

（6）髌骨骨折：膝关节处疼痛、肿大或凹陷，不能伸抬小腿。

2. 开放性骨折

损伤肢体皮肤有伤口、出血，甚至骨外露，表现为伤口以下的肢体不能活动、屈曲、无知觉并影响运动，皮肤发凉，面色苍白等。

（二）现场急救

（1）立即拨打"120"向急救中心求救。

（2）检查伤肢，若发现有伤口，应剪开或撕开受伤部位的衣物，暴露伤口。

（3）对伤肢进行止血、包扎、固定处理。

（4）出血严重时，使用止血带，并定时放松止血带。

（5）固定伤肢后，暴露手指、足趾，以便观察甲床血运。

（6）由专业医护人员监护运送伤病员至医院进一步接受诊治。

（三）断指（肢）急救处理方法

在现代生活中，因机械、交通事故和其他原因造成指（肢）断离的情况已屡见不鲜。不论断指（肢）发生在车间还是发生在野外等场所，其现场急救是否得当，都对指（肢）体再植成活有很大影响，并且关系到伤病员的生命安危。发生断指（肢）时，可参考下列方法进行急救处理：

（1）取出断指（肢）。如果肢体不幸被机器卷入，急救人员应立即停止机器的运转，并想法取出断指（肢），切勿强行将肢体拉出或用倒转机器的方法取出肢体，以防肢体再次损伤。

（2）止血。做好断指（肢）残端处理，用相对洁净的敷料加压包扎止血。若发现有大血管出血，可考虑用止血带止血，但要注意每隔 1 小时放松止血带 10 ~ 15 分钟，禁用绳索、铁丝等捆扎止血，以免肢体缺血性挛缩和坏死。放松止血带时应在受伤部位

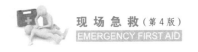

加压止血，以减少出血。

（3）创口包扎。用无菌敷料或清洁布类（勿用卫生纸）包扎伤口。用大量纱布压在断指（肢）残端，用回返式包扎法加压包扎，以防创口进一步被污染。创口内不要涂用药水或外敷消炎药物。

（4）局部固定。在转运过程中，断指（肢）无论是否有明显骨折，均应适当加以固定，以减轻伤病员疼痛和避免进一步加重组织损伤。急救人员可就地取材，采用木板、竹片、硬纸板等作为固定器材。如果发现离断的肢体尚有部分组织相连，则直接包扎，并按骨折固定法进行固定。

（5）快速转运。把断指（肢）用无菌敷料或干净的布巾包裹，外面用塑料薄膜密封，连同伤病员一起迅速送往有外科专科优势的医院进行再植手术。注意运输途中伤病员要平卧并抬高伤肢。

（6）保存断指（肢）。离断肢体的保存视运送距离而定：如果距离较近，可将离断的肢体用无菌敷料或清洁布类包好，无须做任何处理；如果距离较远，则应采用干燥冷藏法保存。断指（肢）要用布料包好，外面套一层塑料袋，放在另一个装满冰块或冰棍的容器中保存（图7-7-5）。不要将断指（肢）直接放入冰中，以免因冻伤而影响再植成活率。如果发现有大的骨块脱出，不能将骨块丢弃，应同时包好，一同送医院。

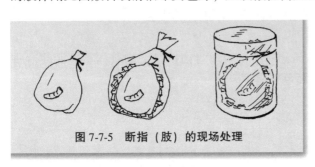

图7-7-5 断指（肢）的现场处理

七、开放性创伤的现场急救

发生外伤后体表常有伤口形成，成为开放性创伤，有时合并血管、神经损伤，甚至骨折。严重的开放性创伤可合并颅脑、心肺、腹腔脏器损伤。开放性伤口不仅有出血，还可有细菌、异物进入，引起感染。血管、神经、骨骼甚至内脏会通过开放性伤口外露。这些都需要现场及时处理。

（一）伤口判断

检查外伤伤口，认识创伤的类型，如擦伤、撕裂伤、切割伤、截断伤、刺伤；大致了解损伤的程度，如伤口深、出血多提示可能有血管损伤，异物刺入人体可能损伤大血管或重要脏器，胸部伤口提示可能有气胸、血胸，腹部伤口提示可能有肝、脾或胃肠损伤，骨折处提示可能有畸形、出血。

（二）现场急救

检查伤口时，要注意判断伤口的位置、大小、深浅及污染程度和异物特点，实施相应的处理。

1. 一般伤口的现场急救

表浅一般性伤口通常无异物嵌入，不伴大血管及神经损伤，容易止血。

操作要点如下：

（1）现场有条件时，用生理盐水冲洗伤口，用75%的乙醇给伤口周围皮肤消毒（注意不要让乙醇进入伤口），然后用无菌敷料包扎。

（2）如果现场无条件，可以就地取材，用洁净布料、毛巾、衣物等压迫伤口，然后将伤病员快速转送到医院进行清创处理。

2. 伤口异物的处理

对于伤口表浅异物，急救人员可以将之去除后进行伤口包扎。如果发现异物为尖刀、钢筋、木棍、尖石块，并扎入伤口深部，不要轻易将之去除，否则，可能引起大出血及神经损伤。这时应维持异物原位不动，现场包扎后将伤病员送至医院处理。

操作要点如下：

（1）在敷料上剪洞，套过异物，置于伤口上。

（2）把敷料卷圈放在异物两侧，将异物固定。

（3）用绷带或者三角巾包扎。

（4）对伤病员及时进行医疗监护、转运。

3. 伴有大血管损伤伤口的处理

严重创伤、刀砍伤等可造成大血管断裂，出血多，易导致出血性休克。

伴有大血管损伤的伤口较深，出血多，伤口远端脉搏搏动消失，肢体远端苍白、发凉，伤口内可见血管断端喷血，肌肉断裂、外露。

操作要点如下：

（1）立即拨打"120"向急救中心求救。

（2）采用指压法，即用手指压迫伤口上方近心端的血管进行止血。可先用手指摸清血管搏动处，然后压紧血管。

（3）迅速用纱布压迫伤口止血。如果伤口深而大，可用纱布填塞压实止血。放置纱布的范围要大，宜超出伤口5～10厘米，这样才能有效止血。

（4）用绷带加压包扎。

（5）如果发现肢体仍出血不止，可用止血带止血。

（6）由专业医护人员监护、运送伤病员至医院进行诊治。

4. 注意事项

（1）在现场不要对伤口进行清创。

（2）在伤口的表面不要涂抹任何药物。

（3）密切观察伤病员的意识、呼吸、循环等生命体征。

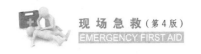
八、多发伤、复合伤的现场急救

多发伤是指在严重创伤情况下，同一致伤因素所导致的一个以上解剖部位的严重损伤，如多发性骨折、骨折合并颅脑和（或）胸腹部损伤等。现场救护要特别注意对呼吸、脉搏及脏器损伤的判断，并防止遗漏伤情。

复合伤是指由不同致伤原因同时或相继造成的不同性质的损伤，如车祸致伤的同时被汽车水箱热水烫伤。复合伤增加了创伤的复杂性。现场急救人员要针对不同性质的损伤进行相应的救护。

（一）多发伤、复合伤的特点

（1）组织、脏器损伤严重，伤情复杂。

（2）容易漏诊，致死率高。

（二）现场急救

（1）立即拨打"120"向急救中心求救。

（2）及时进行现场急救或迅速将伤病员搬离危险地带。

（3）首先检查伤病员的呼吸、脉搏及神志。如果发现其呼吸、心跳停止，立即对其进行心肺复苏。

（4）检查伤病员的疼痛部位及四肢活动情况，判断其是否有脊柱、脊髓损伤。如果发现有脊柱和脊髓损伤，应立即固定脊柱。

（5）检查伤口及出血情况，快速止血，包扎伤口。根据肢体疼痛、肿胀、畸形部位来判断是否有骨折。如果发现有骨折，应进行妥善固定。

（6）及时进行医疗监护、转运。

第八章

常见急性中毒的现场急救

08

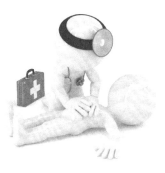

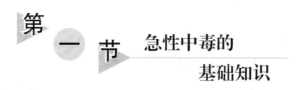

第一节　急性中毒的基础知识

急性中毒在日常生产、生活中是常发生的意外事件。某些化学物质进入人体后，与机体相互作用，扰乱或破坏正常生理功能，使机体发生暂时性或永久性损害的全身性疾病被称为中毒。引起中毒的外来化学物质被称为毒物。毒物在短时间内大量进入人体而引起的疾病被称为急性中毒。急性中毒起病急骤，症状严重，变化迅速，可危及生命。因此，对于急性中毒伤病员，现场急救人员一定要尽快明确诊断并进行急救，以挽救生命，减少后遗症。

一、概述

毒物种类繁多。不少药物如果大量使用或使用不当，也可成为毒物。毒物进入人体后可引起急性中毒。不同的毒素对人体会产生不同的毒害。

（一）毒物的吸收途径

（1）经呼吸道吸收。毒物以气态、蒸气或溶胶等状态存在于空气中时，均可通过呼吸道吸收而引起中毒。

（2）经消化道吸收。多见于饮用或食用被毒物污染的水或食物，也见于误服或自服毒物、过量服用药物等。

（3）经皮肤吸收。完整的皮肤是良好的天然屏障，但脂溶性毒物（如有机磷农药以及一些对皮肤局部有刺激性和损伤性作用的毒物）可经皮肤吸收而引起中毒，多与呼吸道吸收中毒同时发生。

（4）肌肉和静脉吸收。过量注射某些药物或对药物过敏均可导致中毒。该途径引发的中毒发病迅速。

（二）毒物在体内的分布

毒物被吸收进入血液后，会迅速分布于全身的体液及组织中，并到达效应部位。毒物蓄积的组织器官是其主要致毒部位。毒物从蓄积部位不断释放出来并作用于细胞，引起毒性损害，导致人体出现各种中毒表现。

（三）毒物的代谢与排出

1. 毒物的代谢

毒物主要在肝脏内通过氧化、还原、水解、结合等途径进行代谢。大多数毒物经代谢后毒性降低。影响毒物代谢的因素很多，如年龄、性别、毒物进入的途径和剂量、肝功能等。

2. 毒物的排出

毒物主要经肾脏从尿中排出，其次是经肝胆途径由消化道排出。挥发性物质可经呼吸道排出。此外，少数毒物可随汗液、唾液、乳汁等排出。

二、急性中毒对机体的影响

急性中毒对机体各系统均可产生严重的影响而使机体出现明显的症状。

（一）神经系统症状

毒物直接作用于中枢神经系统可引起中毒性脑病。伤病员表现为不同程度的意识障碍，如昏迷、谵妄、惊厥等。亦可出现颅内压增高症状，如血压升高、脉搏变慢、喷射状呕吐等。当有脑疝形成时，可表现为双侧瞳孔不等大。毒物作用于周围神经系统可引起周围神经病变，表现为肢体瘫痪、肌纤维颤动等。

（二）呼吸系统症状

当有毒气体经呼吸道进入人体时，人体可出现严重的呼吸道刺激症状，如咳嗽、声嘶、咽痛、气道分泌物增多等。中毒严重者可出现喉头水肿、中毒性肺水肿等。毒物作用于呼吸中枢可引起呼吸加快或减慢。有些毒物可抑制呼吸中枢，导致呼吸停止。

（三）循环系统症状

各种毒物均可引起休克。毒物作用于心脏可引起心律失常、心搏骤停等。

（四）消化系统症状

消化道是毒物侵入人体的主要途径。毒物损伤口腔可引起口腔炎，损伤胃黏膜可引起急性胃炎，损伤肝脏可引起中毒性肝病。大多数口服毒物可引起恶心、呕吐、腹痛、腹泻等症状。

（五）血液系统症状

有些毒物可加速红细胞的破坏，引起溶血性贫血；有的则可导致血小板质或量的异常或因血液凝固障碍而引起出血；还有的可使白细胞数量减少。

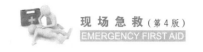

（六）泌尿系统症状

急性中毒可引起急性肾衰竭。常见的有肾中毒伴肾小管坏死、休克引起的肾缺血及肾小管阻塞。

（七）皮肤、黏膜症状

腐蚀性毒物可引起皮肤、黏膜灼伤。导致氧合血红蛋白不足的毒物以及抑制呼吸中枢的毒物均可使皮肤、黏膜发绀。

（八）眼部症状

阿托品、莨菪碱类中毒可引起瞳孔散大。有机磷农药、吗啡中毒可引起瞳孔缩小。甲醇中毒可引起失明。

三、判断要点

中毒的主要诊断依据是毒物接触史、临床表现及实验室检查结果，特别是实验室检查结果，有助于明确毒物的种类。

（一）病史

现场急救人员可通过伤病员及其同事、家属、亲友、现场目击者来调查病史，如伤病员精神状态，身边有无药瓶、药袋等，必要时可深入发病现场，寻找接触毒物的证据。对于职业中毒，应询问伤病员的职业史，如工种、工龄、接触毒物的种类和时间及防护条件等。病史是确诊中毒原因极有价值的资料。

（二）体格检查

现场急救人员要重点进行体格检查，如观察中毒者的意识状态，测血压、呼吸、脉搏，然后给予紧急处理。在病情允许的情况下应为中毒者做全面体格检查，通过体格检查有时能找到中毒线索。

（三）实验室检查

现场急救人员应采集含毒物的标本，如呕吐物、胃内容物、血、尿、便等，用于毒物分析。

四、现场急救

急性中毒者病情变化快。现场急救人员应迅速对其进行抢救。救治原则是立即终止接触毒物，清除进入体内已被吸收及尚未被吸收的毒物，将中毒者急送至医院，及时使用特殊解毒剂进行对症治疗。

（一）脱离现场

现场急救人员应将伤病员迅速移离中毒现场至空气新鲜场所给予吸氧，脱去其被污染的衣物，用流动清水及时冲洗其皮肤。对于可能引起化学性烧伤或能经皮肤吸收引起中毒的毒物更要充分冲洗，一般冲洗时间不少于20分钟，并考虑选择适当的中和剂进行中和处理。有毒物溅入或灼伤眼睛时，眼睛需要优先迅速冲洗。

（二）保持呼吸道通畅，及时进行心肺复苏

对神志不清者，现场急救人员应将其头部偏向一侧，以防呕吐物吸入呼吸道而引起窒息。密切观察伤病员的意识、瞳孔、血压、呼吸、脉搏等生命体征。如果伤病员的心跳、呼吸停止，应立即对其实施心肺复苏。

（三）中止毒物的继续吸收

经口引起中毒的毒物为非腐蚀性毒物时，现场急救人员应立即用催吐或洗胃及导泻的办法使毒物尽快排出中毒者体外。

1. 催吐

神志清楚、能合作的服毒者可进行催吐。伤病员可饮温水300～500毫升，然后用压舌板或手指刺激咽后壁或舌根部引起呕吐。如此反复多次进行，直到胃内容物完全吐净为止。发生腐蚀性毒物中毒时，一般不用催吐与洗胃的方法，可服用牛奶、蛋清、白粥、植物油等来保护胃肠道黏膜。

2. 洗胃

清醒者越快洗胃，效果越好，但神志不清、惊厥抽动、休克、昏迷者忌用。洗胃只能在医护人员的指导下进行。

（四）心理照顾

服毒自杀者经抢救清醒后，现场急救人员应加强安全防范措施，要安排专人陪护，避免让伤病员接触到可自伤的物品，要耐心细致地照顾，并做好心理疏导工作。

（五）大批中毒者的处理

如果发现有大批中毒者，应立即将情况上报卫生防疫部门，并拨打"120"急救电话求救。

第 二 节 食物中毒的
现场急救

一、概述

食物中毒是由于进食有毒、有害食物所引起的一类急性食源性疾病的总称，包括食入被污染的食物或腐败变质的食物、饮用含有大量化学毒物或病原微生物的液体或食入用这种液体烹调加工的食物等所引起的疾病。食物中毒的特点是潜伏期短、突然集体暴发，多数表现为肠胃炎的症状，并与食用某种食物有明显关系。

由细菌引起的食物中毒占绝大多数。引起细菌性食物中毒的食品主要是被细菌污染的动物性食品（如肉类、鱼类、奶类和蛋类等）和植物性食品（如剩饭、豆制品等）。

食用有毒动植物也可引起中毒。例如，食入未经妥善加工的河豚可使末梢神经和中枢神经麻痹，食入者最后可能因呼吸中枢和血管运动神经麻痹而死亡。

含一定量硝酸盐的蔬菜储存过久或煮熟后放置时间太长，细菌会大量繁殖，使硝酸盐变成亚硝酸盐，而亚硝酸盐进入人体可造成人体组织缺氧，严重时可导致中毒者因呼吸衰竭而死亡。

食入一些被化学物质如铅、汞、镉、氰化物及农药等化学物品污染的食品可引起中毒。

二、判断要点

食物中毒者常发生剧烈恶心、呕吐、腹泻、腹痛，还可因上吐下泻而出现脱水症状，如口干、眼窝下陷、皮肤弹性消失、肢体冰凉、脉搏细弱、血压降低等，最后出现休克。

河豚中毒：食用未经妥善加工的河豚后2～3小时便会出现舌头或手足麻木，4小时以上可出现呼吸麻痹而死亡。

毒蘑菇中毒：食用毒蘑菇后，中毒的人除了有胃肠道症状外，还可出现痉挛、流口水、幻觉、手发抖等症状。

三、现场急救

（一）催吐

现场急救人员可以用压舌板或手指轻碰中毒者咽壁进行催吐；也可取食盐 20 克，加冷开水 200 毫升，让中毒者喝下催吐。可多次催吐。如果中毒者已昏迷，则禁止对其进行催吐。

（二）解毒护胃

现场急救人员可以让中毒者口服牛奶或生鸡蛋清来保护胃黏膜，减少毒物刺激，阻止毒物吸收。

（三）求救

现场急救人员应立即拨打"120"向急救中心求救。

（四）确诊

现场急救人员应收集食物中毒人员的呕吐物或食用的食物，用于卫生防疫化验，以明确中毒物质。

（五）上报

如发现有大批食物中毒人员，应立即将情况上报卫生防疫部门。

第三节　有机磷农药中毒的现场急救

一、概述

有机磷农药是一类广谱杀虫药，有杀虫效率高，对农作物、果树药害小等优点，是目前我国应用最广泛的农药。但此类药对人畜有毒。

有机磷农药属有机磷酸酯类化合物，是使用最多的杀虫剂。它的种类较多，大都呈油状或结晶状，有蒜味。除敌百虫外，其他的均难溶于水，易溶于多种有机溶剂，在碱性条件下易分解失效，但敌百虫遇碱后可变为毒性更大的敌敌畏。有机磷农药经呼吸

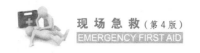

道、胃肠道及完整皮肤黏膜吸收后，很快会分布于全身各脏器，以肝脏中的浓度为最高。

二、判断要点

（一）症状及体征

口服中毒者很快就会出现中毒症状，经皮肤吸收中毒者2～6小时后发病。主要症状有恶心、呕吐、腹胀、腹痛、流涎、流涕、瞳孔缩小、呼气有蒜味、肌肉痉挛、抽搐、牙关紧闭、语言障碍、烦躁不安、大汗、心动过缓、血压下降等。

根据有有机磷接触史，结合临床症状（如呼气有蒜味、瞳孔呈针尖样缩小、腺体分泌增多、大汗淋漓等）一般很好判断。

（二）分类

为了便于观察病情及治疗，可将急性有机磷农药中毒分为轻、中、重三度。

1. 轻度中毒

轻度中毒者有头晕、头痛、恶心、呕吐、多汗、流涎、视力模糊、瞳孔缩小等表现。

2. 中度中毒

中度中毒者除有上述表现外，还可有肌纤维颤动、瞳孔明显缩小、轻度呼吸困难、大汗、腹痛、腹泻、意识清醒或轻度障碍、步态蹒跚等表现。

3. 重度中毒

重度中毒者除有上述表现外，还可有瞳孔如针尖大小、肺水肿、惊厥、昏迷及呼吸麻痹、大小便失禁等表现。

三、现场急救

（一）脱离现场

现场急救人员应迅速将中毒者抬离现场，并脱去其被污染的衣帽、鞋袜等。

（二）冲洗

现场急救人员应用温水充分冲洗中毒者被污染的皮肤、头面部等，并保暖。用生理盐水冲洗中毒者的眼睛，禁用热水或乙醇冲洗，以免引起血管扩张而增加毒物的吸收。

（三）催吐

意识清醒的口服中毒者可采用此法。

（四）求救

现场急救人员应立即拨打"120"向急救中心求救。

（五）加强心理护理

有机磷农药中毒的一个常见原因是服毒自杀。所以待伤病员苏醒后，现场急救人员应针对服毒原因给予安慰，关心、体贴伤病员，不歧视伤病员，为伤病员保密，让家属多陪伴伤病员，使伤病员得到多方面的心理护理。

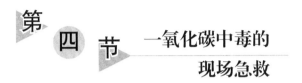

第四节　一氧化碳中毒的现场急救

一、概述

一氧化碳俗称"煤气"，为无色、无味、无刺激性的气体，是含碳物质不完全燃烧的产物。一氧化碳中毒最常见的原因是生活用煤气外漏，或用煤炉取暖时空气不流通。炼钢、化学工业及采矿等生产过程中操作不慎或发生意外事故等也均可引起一氧化碳中毒。

一氧化碳经呼吸道进入血液与血红蛋白结合，形成稳定的碳氧血红蛋白。一氧化碳与血红蛋白的亲和力是氧气与血红蛋白亲和力的200多倍，能使红细胞失去携氧功能。同时，碳氧血红蛋白的解离速度约是氧合血红蛋白解离速度的1/300，易造成碳氧血红蛋白在体内蓄积。因此，吸入较低浓度的一氧化碳即可导致组织和细胞缺氧。当人意识到已发生一氧化碳中毒时，往往为时已晚，因为支配人体运动的大脑皮质最先受到麻痹损害，使人无法实现自主运动。此时中毒者头脑仍有清醒的意识，也想打开门窗通风，可手脚已不听使唤，所以，一氧化碳中毒者往往无法进行有效的自救。

二、判断要点

根据临床症状的严重程度，急性一氧化碳中毒可分为轻、中、重三度。

（一）轻度中毒

轻度中毒者可有头痛、头晕、四肢无力、恶心、呕吐、耳鸣、心悸等症状，少数人可出现短暂的昏厥。此时如能及时脱离中毒环境，吸入新鲜空气，症状可较快消失。

（二）中度中毒

中度中毒者除上述症状加重外，还会出现浅昏迷。中度中毒者面色潮红、多汗，口

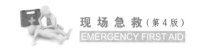

唇呈樱桃红色，脉搏增快，昏迷，瞳孔对光反射、角膜反射及腱反射迟钝，呼吸、血压可发生改变。中度中毒者如能及时脱离中毒环境，经积极抢救，数小时后即可清醒，一般无明显并发症及严重的后遗症。

（三）重度中毒

重度中毒者会出现面色呈樱桃红色、深昏迷、抽搐、呼吸困难、脉搏微弱、各种反射消失、大小便失禁、肺水肿、血压下降等症状，最后可因脑水肿、呼吸及循环衰竭而生命垂危。严重者清醒后可有遗忘症。在一般情况下患者大多可痊愈，少数伤病员清醒数天、数周后出现一氧化碳中毒的神经系统后遗症，如中毒性精神病。

有一氧化碳接触史、急性中毒症状和体征可诊断为一氧化碳中毒。一氧化碳中毒引起的昏迷须注意与脑血管意外、糖尿病酮症酸中毒所引起的昏迷相鉴别。

三、现场急救

（一）迅速脱离中毒环境

现场急救人员应立即打开门窗通风（图8-4-1），迅速将中毒者转移至空气新鲜、流通处，让中毒者保持安静并注意保暖。因一氧化碳的密度比空气的略小，故一氧化碳浮于上层。现场急救人员进入和撤离现场时须用湿毛巾捂住口鼻，如能匍匐行动会更安全。进入室内严禁携带明火。尤其是在中毒者开煤气自杀的情况下，室内煤气浓度过高，按响门铃、打开室内电灯所产生的电火花均可引起爆炸。

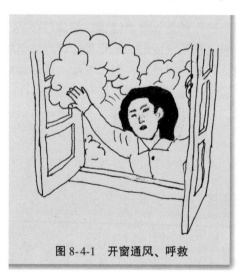

图8-4-1　开窗通风、呼救

（二）确保呼吸道通畅

对神志不清者，现场急救人员应将其头部偏向一侧，以防呕吐物被吸入其呼吸道引起窒息。

（三）及时进行心肺复苏

对呼吸、心跳停止者，现场急救人员应立即进行心肺复苏，在送往医院的途中绝不可停止实施人工呼吸。

（四）头部置冰袋，以减轻脑水肿

对处于昏迷状态或有抽搐症状的伤病员，现场急救人员可在其头部置冰袋，以减轻脑水肿。

（五）求救

现场急救人员应立即拨打"120"向急救中心求救，将中毒者急送至具备高压氧治疗条件的医院。

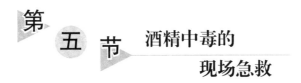

第五节 酒精中毒的现场急救

一、概述

酒精中毒多见于一次性饮用大量酒类饮料后，中枢神经系统的兴奋及抑制状态所致的精神和躯体障碍。酒精中毒的人还有其他的危险，如因吸入呕吐物导致的窒息，血管扩张导致的低体温，以及其他心脑血管疾病的突发。

二、临床症状

酒精中毒症状见表 8-5-1。

表 8-5-1 酒精中毒症状

中毒阶段	对应症状
兴奋期	很兴奋，情绪奔放，健谈高歌，言语幼稚，有时粗鲁无礼，情绪不稳定，时悲时喜，面色苍白或潮红，眼结膜充血
共济失调期	步履蹒跚，动作笨拙，语无伦次，言语不清
昏睡期	进入昏睡状态，皮肤湿冷，呼吸缓慢，唤不醒，血压下降，重者瞳孔散大、抽搐、休克甚至昏迷。

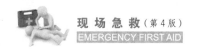

三、现场急救

（1）轻度中毒者不需要催吐，只需休息、保暖并防止发生意外。

（2）卧床休息者应采用侧卧姿势（图8-5-1），保持气道通畅，防止吸入呕吐物导致窒息。如中毒者发生气道梗阻，现场急救人员应使用腹部快速冲击法实施救助，并立刻将中毒者送往医院。

（3）对于中毒较重的中毒者，现场急救人员应立即拨打急救电话"120"，告诉接线员中毒者症状。

（4）如果中毒者失去反应，并且呼吸不正常或者仅有濒死叹息样呼吸，现场急救人员应立即实施心肺复苏，使用除颤仪除颤。

（5）若发现中毒者饮用了工业酒精（含甲醇）勾兑的酒类饮料，应立即将其送到医院救治。

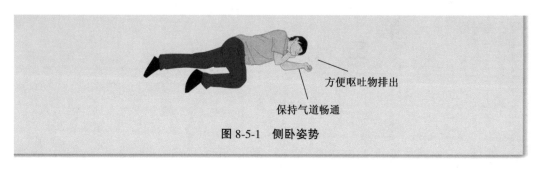

方便呕吐物排出

保持气道畅通

图 8-5-1　侧卧姿势

第九章

09

五官科急症的现场急救

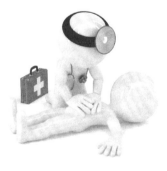

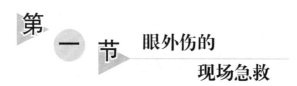

第一节 眼外伤的现场急救

眼睛是人体的暴露器官，如稍不注意，即可遭受损伤。根据致伤因素，眼外伤可分为机械性眼外伤和非机械性眼外伤。机械性眼外伤通常包括钝挫伤、穿通伤、异物伤等，非机械性眼外伤包括热烧伤、化学伤、辐射伤和毒气伤等。

一、眼部钝挫伤

（一）概述

眼部遭钝性外力撞击，如球类、弹弓丸、石块、拳头、树枝等撞击眼球，可造成眼球、眼眶及周围组织损伤。

（二）判断要点

轻度眼部钝挫伤可使眼睑肿胀，眼睑皮下、结膜下淤血；严重的眼部钝挫伤可引起眶骨骨折、眼内出血、晶状体和视网膜损伤，甚至眼球破裂。

（三）现场急救

一旦发生眼部钝挫伤，可按以下方法进行处理：

（1）轻者早期可进行冷敷，1～2天后改为热敷。眼部滴氯霉素或利福平眼药水预防感染。

（2）角膜轻微擦伤时，涂红霉素眼膏或金霉素眼膏，并包扎患眼。

单眼包扎法：将三角巾折成约四指宽的带形，以2/3向下斜放于伤侧眼部，将此端从伤侧耳下绕脑后经健侧耳上至前额，压另一端绕行，然后另一端于健侧眉上向外反折后于耳上拉向脑后。两端相遇时打结。（图9-1-1）

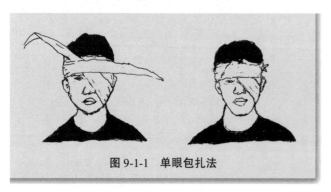

图9-1-1 单眼包扎法

（3）如果发现伤病员伤情较重，出现眼内出血或眼内挫伤、瞳孔散大或变形、眼内容物脱出等表现，或怀疑眶骨、颅骨骨折，应直接用清洁的布将伤病员伤侧眼部包扎起来

（不必用药），然后快速将伤病员送往医院抢救。

二、眼球穿通伤

（一）概述

锐利或高速飞溅物穿破眼球壁可引起穿透性损伤。如儿童在玩耍时被刀、剪、针误伤，利器、爆炸物碎片（如鞭炮）等直接刺入或飞入眼内等，都会造成眼球穿通伤。

（二）判断要点

眼球穿通伤可引起眼球出血、疼痛，甚至虹膜、睫状体、玻璃体等眼内组织脱出；还可引发感染，造成严重的后果，甚至失明等。

（三）现场急救

发生眼球穿通伤后可按以下方法进行处理：

（1）伤病员必须绝对安静平卧，不能躁动啼哭，也不要惊慌失措，否则眼内容物会流出更多，影响日后视力的恢复。

（2）现场急救人员应立即用消毒纱布或干净的手帕、毛巾包扎伤病员的双眼，并将伤病员送往医院救治。因为这样可以减少因健眼的活动而带动伤眼的转动，避免伤眼因摩擦和挤压而加重伤口出血和眼内容物继续流出等不良后果。

双眼包扎法：将三角巾折叠成约四横指宽的带形，以中点放于枕部下方，两端从耳下绕至面部，在两股交叉处遮住双眼，两端再经耳上方拉向脑后打结。（图9-1-2）

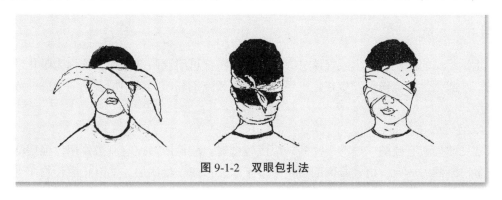

图9-1-2 双眼包扎法

（3）不能对眼球进行擦拭或清洗，更不可压迫眼球，以防更多的眼内容物被挤出。发现异物露出眼外时，不要把异物拔出，应在敷料上剪洞，把异物露在外面，再行双眼包扎。在包扎时不要滴眼药水或挤涂眼药膏，以免给医生行修复手术带来困难。

经过上述初步处理后，现场急救人员应尽快将伤病员送往医院。在运送途中要尽量减少震动，以免眼内容物流出。

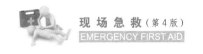

三、沙尘入眼

（一）概述

沙尘入眼后常存于角膜或结膜表面，循眼球的转动而附着在眼皮内侧。

（二）判断要点

伤病员常有眼痛、异物感、流泪、不能睁眼等表现。

（三）现场急救

（1）禁止伤病员揉搓眼睛，以免造成角膜损伤。

（2）将伤病员的上眼皮轻轻向上提起并拉几下，让伤病员利用眼球转动，以眼泪冲洗，再让伤病员睁开眼。这样往往能把异物排出眼外。

（3）将伤病员的上眼睑翻开（翻眼皮时，令伤病员向下看），用拇指和食指捏住上眼皮，稍向前拉牵，食指轻压拇指向上翻，找到异物后用湿棉签将异物取出。禁用干布擦拭眼球，以防损伤角膜。有时须借助手电筒、照明灯才能发现异物。

（4）取出异物后，用温开水或生理盐水冲洗眼睛，并滴抗生素（氯霉素、利福平或诺氟沙星）眼药水。

（5）若发现伤病员眼内的异物无法取出，应立即将伤病员送至医院。

四、眼酸碱性化学伤

（一）概述

化学物品的溶液、粉尘或气体进入或接触眼睛都可引起眼部损伤，统称为眼化学性烧伤。眼部化学性烧伤多发生在化工厂、实验室或施工场所，其中最多见的为酸性或碱性烧伤。

1. 酸性烧伤

常见的强酸有硫酸、硝酸、盐酸。浓度较低时，酸性溶液仅有刺激作用。强酸能使组织蛋白凝固、坏死，由于凝固的蛋白不溶于水，形成一凝固层，能阻止酸性物质继续向深层渗透，因此，对深部组织损伤较轻。

2. 碱性烧伤

常见的碱性烧伤多由强碱如氢氧化钠、生石灰、氨水等引起。碱能溶解脂肪和蛋白质，与组织接触后能很快渗透、扩散到组织深层和眼内，使细胞分解、坏死。因此，碱性烧伤的性质与后果要比酸性烧伤的严重得多。

（二）判断要点

根据烧伤后的组织反应，眼酸碱性化学伤可分为轻、中、重度三种不同程度的烧伤。

1. 轻度烧伤

轻度烧伤多由弱酸或稀释的弱碱引起。眼睑与结膜轻度充血水肿，角膜上皮可有点状脱落或水肿。数日后，水肿消退，上皮修复，不留瘢痕，无明显并发症，视力多不受影响。

2. 中度烧伤

中度烧伤可由强酸或较稀的碱类物质引起。眼睑皮肤可起水疱或糜烂；结膜水肿，出现小片状缺血性坏死；角膜有明显混浊、水肿，上皮层完全脱落，或形成一层白色凝固层。治愈后可有角膜斑翳遗留，影响视力。

3. 重度烧伤

重度烧伤大多由强碱引起。结膜出现广泛的缺血性坏死，呈灰白色混浊膜样；角膜全层混浊甚至呈瓷白色。角膜基质层溶解，出现角膜溃疡穿孔，可造成眼内容物脱出、感染性眼内炎。眼部碱烧伤可造成各种严重后果，引起视功能丧失或眼球丧失。

此外，眼睑、泪道的酸碱烧伤还可引起眼睑畸形、眼睑闭合不全、溢泪等并发症。

（三）现场急救

（1）必须争分夺秒地彻底冲洗眼部，这是处理酸碱烧伤最重要的一步。及时彻底冲洗能将烧伤程度降到最低。对于选用的水质，不必苛求，凉开水、自来水、井水、河水，哪怕是不十分干净的水也可以，绝不能为寻找干净水而耽误了时间。

（2）冲洗时应翻转眼睑，转动眼球，暴露穹隆部，将结膜囊内的化学物质彻底洗出。如果就近能找到自来水，可将伤眼一侧头向下方，用食指和拇指扒开眼皮，尽可能将眼内的腐蚀性化学物品全部冲出。若附近有一盆水，伤病员可立即将脸浸入水中，边做睁眼、闭眼运动，边用手指不断开合上下眼皮，同时转动眼球，使眼内的化学物质充分与水接触而稀释。此时，急救人员可再打来一盆水，以便更换清洗。如系石灰溅入眼内，应先尽快剔除颗粒，再用水冲洗，至少冲洗30分钟。

（3）拨打"120"呼救。

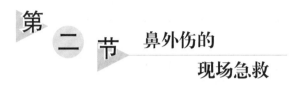

第二节 鼻外伤的现场急救

一、鼻出血

（一）概述

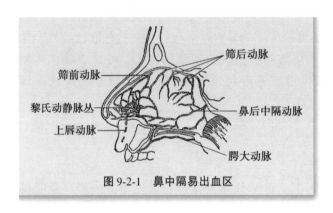

图 9-2-1　鼻中隔易出血区

鼻出血可发生于任何年龄、时间和季节。鼻出血最常见的部位为鼻中隔前下方交织成网状血管丛的易出血区（黎氏区，图 9-2-1）。因为该处黏膜菲薄，贴近软骨，血管破裂后不易收缩，当外伤发生或鼻黏膜干燥或溃疡、糜烂等炎症发生时，该处血管极易破裂而出血。

图中标注：筛后动脉、筛前动脉、黎氏动静脉丛、上唇动脉、鼻后中隔动脉、腭大动脉

（二）判断要点

鼻出血是外出血，容易判断。发生鼻出血时，要把头低下来，让血自然流出来。如果抬头，血流入鼻腔后方、口腔、气管甚至肺部，轻者可引起气管炎、肺炎，重者可导致气管堵塞、呼吸困难，甚至危及生命。如果把血咽下去，会引起胃部不适、恶心、呕吐，且无法估计出血量，不利于治疗。

（三）现场急救

如果出血量小，可让伤病员坐下，低头，用拇指和食指紧紧地压住两侧鼻翼（图 9-2-2），压向鼻中隔部，暂时用嘴呼吸，同时在前额部敷以冷毛巾。一般压迫 5～10 分钟，出血即可止住。如果仍出血不止，伤病员须及时去医院诊治，还应查明出血原因。

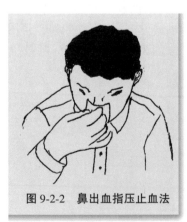

图 9-2-2　鼻出血指压止血法

二、鼻腔异物

（一）概述

鼻腔异物多见于儿童。儿童在嬉戏时，可能将花生、黄豆、铁丸等塞入鼻腔，还可因呕吐或进食时打喷嚏将食物从鼻咽部呛入鼻腔。此外，还可见水蛭吸入鼻腔成为异物等。

（二）判断要点

由于儿童对病史叙述不清，现场急救人员不能单凭有无异物置入史来做出诊断。鼻腔水蛭异物常附着于鼻腔顶的黏膜上而不易被发现。凡儿童有单侧鼻阻塞、流血或流涕、鼻痒或异物在鼻内爬动感等症状，现场急救人员都应考虑有异物可能。

（三）现场急救

（1）让儿童坐在椅子上或大人腿上（图9-2-3），头部后仰。现场急救人员用手电筒光照射儿童鼻孔，观察异物的大小、形状、位置。同时告诉儿童用嘴呼吸，不要用鼻子呼吸，以免将异物吸入气管。如果鼻腔内异物较小，位置不深，可用擤鼻的方法将异物擤出。

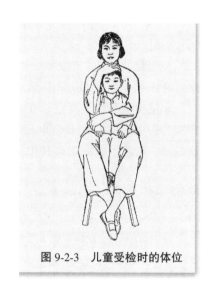

图9-2-3　儿童受检时的体位

（2）让儿童擤鼻前，现场急救人员要对儿童详细交代擤鼻的方法，并给儿童做示范动作。可先用一根手指将儿童的健侧鼻孔（无异物的鼻孔）堵住，使其不漏气；然后让儿童用口深吸气（不可用鼻深吸气，以免将异物吸入气管），做擤鼻动作，让气流将异物冲出鼻腔。或者捻一个小纸条刺激鼻腔黏膜或用一些胡椒粉诱发打喷嚏，有时也能将异物排出。

（3）如果用上述方法不能将异物排出，或者异物较大时，现场急救人员可以在手电筒光的照射下，小心用镊子或钩子取出异物。对光滑的球形异物，不可盲目夹取，以免其被推向深处，抑或掉入气管，造成严重后果。

（4）必要时将儿童急送至医院请医生处理。

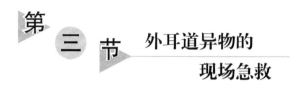

第三节 外耳道异物的现场急救

一、概述

不论什么性质的物体，以什么方式进入外耳道，都被称为外耳道异物。例如，儿童在玩豆类、小玻璃球、砂石、塑料、煤块时，成人在用木棒、火柴棒掏耳以及游泳、洗澡时，都有可能让异物进入外耳道。

二、判断要点

不论是儿童还是成人，一旦出现耳内痛、耳鸣、堵塞感、眩晕、出血、听力下降或反射性咳嗽等症状而又无耳病史，都应想到耳内异物。

小昆虫突然钻入耳道，在耳内爬动，会引起耳痛、噪音和不安。遇到这种情况，有的人会用火柴棒、发卡等伸入耳内掏挖，但这样做不仅不易让小虫出来，还容易导致耳道发炎、破损，鼓膜破裂和中耳炎等。

三、现场急救

外耳道异物的急救原则是轻巧地取出异物和预防感染。

（一）外耳道固体或液体异物的现场急救

（1）对于棉球、火柴棒、纱布、纸团等异物，可用镊子轻轻夹持取出。

（2）对于小而圆滑的东西，可用耵聍钩钩出，不宜用镊子夹。

（3）当外耳有植物性异物时，可先滴入95%乙醇，使之脱水收缩后再取出。

（4）当水进入外耳道时，可将进水一侧的耳朵向地，同侧脚单腿跳跃几下，水便会流出；或用干脱脂棉缠在火柴头上，轻轻插入外耳道，在耳内转动几圈，将水吸尽。

（5）对于铁屑等异物，可试着将细条形磁铁伸入耳道内，将异物吸出。

（二）外耳道昆虫的现场急救

（1）查照法与烟熏法。昆虫有喜光的特性，喜欢向光亮处跑。借阳光、灯光、手电筒光照外耳道，能让小虫慢慢爬出来；或者将香烟的烟雾吹入耳道内，使它受烟呛而逃出。

（2）滴药法。有条件时可向外耳道滴 1～2 滴乙醚或氯仿液，将小虫麻醉后即刻取出来。

当外耳道和鼓膜有创伤，或者鼓膜表面有异物，或者异物不易取出时，伤病员应赶紧去医院接受治疗。

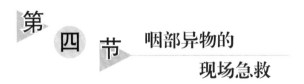

第四节　咽部异物的现场急救

一、概述

咽部异物多由于饮食时不小心误咽异物所致。最常见的异物为鱼刺、鸡骨、枣核、竹刺等。异物多嵌顿于口咽及喉咽部，鼻咽部少见。

二、判断要点

异物卡在咽部后，人首先会感到咽部刺痛，吞咽时刺痛加重。如果伤病员主诉疼痛点在舌骨平面以上，疼痛点常与异物所在处相符合。若疼痛点位于甲状软骨下缘，分不清左右侧，则异物可能已进入食管。

三、现场急救

（一）干呕

异物卡在咽部后，患者应立即停止进食并尽量减少吞咽动作，用手指或压舌板刺激咽后壁诱发干呕，以帮助排出咽部异物。

（二）现场观察救治

若上述方法无效，现场急救人员可令伤病员张开嘴，以手电筒照亮口腔内部，用压舌板或勺柄将舌面稍用力向下压，同时让伤病员发"啊"声，即可看到咽部的全部情况。若发现异物，可用长镊子或筷子夹住异物，轻轻地取出。

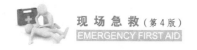

（三）送医院

对于位置较深、探查取出有困难的异物，现场急救人员不可乱捅乱拨，以免导致新的创伤，应立即将伤病员送至医院接受治疗。

第十章

动物咬伤的现场急救

10

犬、猫科动物咬伤的现场急救

毒蛇咬伤的现场急救

昆虫叮咬的现场急救

海洋动物蜇伤的现场急救

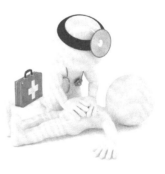

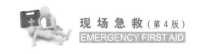
第一节 犬、猫科动物咬伤的现场急救

一、概述

犬、猫科动物咬伤可致狂犬病和猫抓病等。狂犬病又称恐水症，是由狂犬病病毒引起的一种人畜共患的中枢神经系统急性传染病。人多因被病畜咬伤而感染。发病者表现出特有的狂躁、恐惧不安、怕风恐水、流涎和咽肌痉挛，终至发生瘫痪而危及生命。狂犬病目前尚无有效治疗方法，一旦发病，病死率几乎达100%。

二、发病机制

犬携带狂犬病病毒的概率为10%～30%。在我国，狂犬病的主要传染源是病犬，占80%～90%，其次为猫和狼。狂犬病病毒对神经组织有很强的亲和力，主要存在于感染动物的唾液和脑组织。人被患病动物咬伤、抓伤后，病毒自皮肤损伤处进入机体，4～6天内侵入周围神经。此阶段伤病员无任何自觉症状。病毒沿周围传入神经迅速上行侵入中枢神经系统，主要侵犯脑干及小脑等处的神经细胞。病毒自中枢神经系统沿传出神经侵入各组织与器官，如眼、舌、唾液腺、皮肤、心脏等。由于神经系统受损，人会出现呼吸肌与吞咽肌痉挛、唾液分泌和出汗等症状。临床上狂犬病患者会出现恐水、呼吸困难、吞咽困难等症状，并可出现心血管系统功能紊乱或猝死。

三、判断要点

（一）潜伏期

狂犬病潜伏期长短不一，短的10天，长的1年，多为1～3个月。儿童及头面部被咬伤、伤口深、伤口大和伤口数量多者潜伏期更短。此外，潜伏期与入侵病毒的数量、毒力及宿主的免疫力也有关。

（二）前驱期

发病初期1～4天，伤病员表现为食欲下降、头痛、低热、全身不适，对声、光、风刺激有咽喉紧缩感，伤口部位发麻、发痒。

（三）兴奋期

兴奋期伤病员有兴奋、恐怖、多汗、流涎、排尿困难等症状，出现典型的恐水、怕风、怕光，即"三怕"表现。饮水、见水、听到流水声或谈及饮水均可引起严重的咽喉肌痉挛、呼吸困难、全身抽搐等。少数伤病员有精神失常、冲撞号叫等表现。此期持续1～3天。

（四）麻痹期

麻痹期伤病员痉挛减少或停止，逐渐安静，出现弛缓性瘫痪，尤以肢体软瘫为多见，眼肌、颜面肌及咀嚼肌亦可受累。伤病员呼吸变慢及不规律，心脏搏动微弱，血压下降，昏迷，最终因呼吸麻痹和循环衰竭而死亡。本期持续1～2天。

四、现场急救

犬、猫科动物咬伤的急救处理原则：立即彻底冲洗伤口，用负压吸引器等吸出污染组织残存异物或体液，消毒清创，注射抗狂犬病病毒血清和全程疫苗，预防感染。出现狂犬病表现时，应避免刺激，对症处理，注意安全。

（1）伤口处理。在被犬、猫科动物咬伤后的第一时间内进行伤口处理，可依次进行清洗、挤压、消毒。在现场或就地寻找水源，彻底冲洗伤口；用吸奶器、火罐或负压吸引器吸出污染组织残存异物或体液；用20%的肥皂水或清水反复冲洗伤口，洗后用白酒或70%的乙醇擦伤口。局部伤口不缝合、不包扎，伤口表面不使用外用药。

（2）注射狂犬疫苗。注射方案为五针方案，即咬伤当天、第3天、第7天、第14天、第28天（或第30天）各肌内注射狂犬疫苗2毫升。儿童用量相同。可在伤口部位浸润注射、在伤口周围肌内注射抗狂犬病病毒血清，以增加预防效果。用药前必须做过敏试验。

（3）注射破伤风抗毒素，应用抗生素防治继发感染。

（4）对有前驱症状者应紧急送往医院治疗。

（5）注意安全，妥善处理污染物。

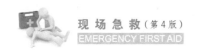

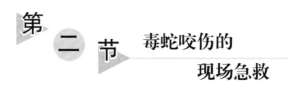

一、概述

　　毒蛇多在夏、秋两季出现于森林、山区、草丛中，咬伤事件多发生于4—10月。毒蛇头部有毒腺和毒牙并通过排毒导管相连。当毒蛇咬人时，其咬肌收缩压迫毒腺，蛇毒液即从毒腺经排毒导管流至有管道或有沟的毒牙，注入人体组织，并沿淋巴及血液循环扩散至全身，引起一系列中毒症状。

二、发病机制

　　毒蛇咬伤对人体的危害主要是其毒液引起的。不同毒蛇的毒液不同。根据其主要毒性成分与使人致命、致残的生物效应和蛇伤临床特征不同，蛇毒可简单分为神经毒素、血液毒素、混合毒素三大类。各类毒素对人体造成的伤害不同（表10-2-1）。

表 10-2-1　各类毒素对人体造成的伤害

毒素分类	毒蛇	症状	
		局　部	全　身
神经毒素	银环蛇、金环蛇、海蛇	仅有麻痒感或麻木感，不红、不肿、无疼痛	咬伤后1～3小时出现全身中毒症状，例如视物模糊、眼睑下垂、嗜睡、四肢无力、恶心、呕吐、声音嘶哑、张口及吞咽困难、共济失调、牙关紧闭等，严重者有四肢瘫痪、惊厥、进行性呼吸困难、昏迷、休克等表现
血液毒素	竹叶青、五步蛇、尖吻蝮	伤口剧痛，肿胀明显，伴出血、水疱，皮下瘀斑甚至局部组织坏死，并迅速向肢体上端蔓延，附近淋巴结出现肿痛	有胸闷、气促、心悸、烦躁不安、发热、谵妄及全身广泛性出血，如咯血、呕血、鼻出血、便血、血尿等，严重者出现黄疸、少尿或无尿、心律失常、血压下降甚至循环衰竭和肾衰竭
混合毒素	眼镜蛇、蝮蛇	对神经系统、血液和循环系统损害的症状均可出现，但主次不同，很快致呼吸麻痹和循环衰竭	

三、判断要点

一旦被蛇咬伤，就要迅速判断是否为毒蛇咬伤。如果全身和局部症状严重，则较易判断。

（一）蛇形

毒蛇的头部多呈三角形，口腔内有一对毒牙，身上有彩色花纹，尾短而粗；无毒蛇的头部多呈椭圆形，口腔内无毒牙，身上色彩单调，尾细而长（图10-2-1）。

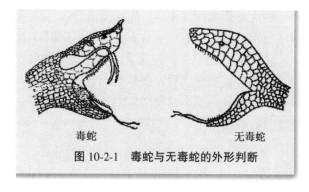

毒蛇　　　　　　　　　无毒蛇

图 10-2-1　毒蛇与无毒蛇的外形判断

（二）伤口

毒蛇咬伤的伤口表皮常有一对大而深的牙痕，或两列小牙痕上方有一对大牙痕（图10-2-2），有的大牙痕里甚至留有断牙。无毒蛇咬伤的伤口则通常无牙痕，或者有两列对称的细小牙痕（图10-2-3），轻微刺痛，可有小水炮。

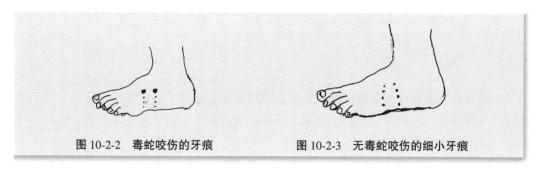

图 10-2-2　毒蛇咬伤的牙痕　　　　　**图 10-2-3　无毒蛇咬伤的细小牙痕**

如果蛇咬伤发生在夜间，无法看清蛇形，从伤口上也无法分辨是否为毒蛇所伤时，万万不可等到伤口情况发生变化再进行判断，应及早到医院进行检查治疗。

四、现场急救

1. 拨打急救电话

一旦被毒蛇咬伤，就要立即拨打"120"急救电话，迅速至有条件的医院救治。拍摄一张毒蛇的图片，或记住蛇的颜色和头部特征，尽快做抗毒蛇血清治疗。

2. 保持冷静，切忌乱跑求救

被毒蛇咬伤后，要保持镇静，切忌慌张乱动，切勿触碰和企图杀死毒蛇，因为蛇在受伤和濒临死亡时也可能咬人。

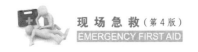

3. 绑扎伤口近心端，阻止毒素回流

将被毒蛇咬伤的部位放在低于心脏的位置，然后在伤口近心端 10~20 厘米处进行绑扎，绑扎的松紧度以能伸进一指为宜。每隔 20~30 分钟放松 1~2 分钟，以避免缺血引起局部坏死。

4. 立即处理伤口

用大量清水冲洗伤口，防止毒液吸收。也可在伤口处利用拔火罐的方法进行适当吮吸，将毒液吸出。现场急救人员避免直接以口吸毒液。

5. 伤病员出现意识障碍及心搏呼吸骤停的现场急救

如果被蛇咬伤以后，伤病员出现意识障碍，现场急救人员应将伤病员安置成侧卧位，以防止其窒息，并密切观察其生命体征。如果发现伤病员出现心搏、呼吸骤停，应立即行心肺复苏。

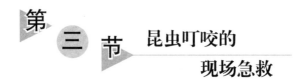

第三节 昆虫叮咬的现场急救

一、概述

人被胡蜂、蜜蜂或大黄蜂叮咬后常常会感到疼痛，被叮咬的部位也会变得红肿。这种叮咬本身不会产生危险，但是它有可能导致过敏性休克，其后果非常严重。面部被叮咬后，咽喉肿胀会阻塞气道。

二、现场急救

（1）确保现场是安全的。

（2）用直角边的物体，比如信用卡或刀背，擦掉或刮掉毒刺，再用肥皂和清水清洗被咬的部位。

（3）用毛巾裹住冰袋敷在伤口上不超过 20 分钟，以减少伤病员疼痛和肿胀。

（4）观察 30 分钟，判断是否出现严重的过敏反应。如发现伤病员出现呼吸困难、晕眩、思维混乱、心跳加速等症状，请立即拨打急救电话"120"。

（5）在等待医疗人员到来之前，现场急救人员应检查伤病员有无携带抗过敏的药物，如伤病员具备吞咽功能，则让其服用。

第四节 海洋动物蜇伤的现场急救

一、概述

僧帽水母、海葵和珊瑚虫均可能蜇伤人体。粘在皮肤上的刺针细胞内含有毒素，皮肤会出现红肿症状，又痛又痒。大多数温带海洋生物危险性不大，然而一些热带的海洋生物可造成严重的中毒。偶尔有人因胸部肌肉麻痹或发生严重过敏反应而死亡。

二、现场急救

（1）确保现场是安全的。

（2）让被蜇伤者保持冷静，用戴手套的手或者镊子、卡片把皮肤表面附着的刺或者触须擦掉。

（3）用海水冲洗蜇伤部位（淡水冲洗会导致毒素释放），将受伤部位浸泡在热水中至少 20 分钟，以减少疼痛和肿胀。

（4）观察伤病员 30 分钟，判断是否出现严重的过敏反应。若发现伤病员出现呼吸困难、晕眩、思维混乱、心跳加速等症状，请立即拨打"120"急救电话。

第十一章

急危重症伤病员的心理特点与心理支持

11

急危重症伤病员的心理特点

急危重症伤病员的心理支持

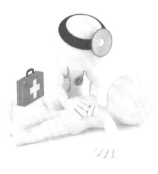

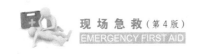

人的健康受生物因素、心理因素、社会因素三者共同作用的影响。生物因素、心理因素、社会因素三者共同制约着人的健康，有时其中某个因素起主导作用，但三者总是相互影响的。大部分急危重症伤病员经过现场急救是可以救治的，但不论医学发展到什么程度，总有一小部分伤病员因救治无效而面临死亡。因而，急危重症伤病员随时随地都有可能死亡，其心理状态十分复杂，甚至出现心理障碍。在现场急救过程中，急危重症伤病员及其家属是最需要心理支持的。重视心理因素对急危重症伤病员的作用能增强伤病员战胜疾病、恢复健康的信心。

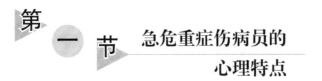

第一节　急危重症伤病员的心理特点

急危重症伤病员的焦躁心理和恐惧心理是最为明显的。由于突发事件，急危重症伤病员在短时间内很难做到从健康人到伤病员的角色转换，需要一个过渡和适应时期。伤病员如果长时间未得到现场急救或在急救中未得到妥善处理，就会产生焦虑和恐惧。急危重症伤病员的依赖心理表现在对疾病的认识不足和对急救的依赖，他们在亲人面前往往表现得更为脆弱。急危重症伤病员家属因目睹伤病员生命处于危急状况，常产生不同程度的焦虑、心理紊乱和情绪变化。

一、焦虑

由于急危重症发病突然，病情发展迅速，病势凶猛，伤病员往往缺乏足够的心理准备，因而感到心理紧张，并因疾病的突发打乱了原来的生活而感到烦躁。一定程度的焦虑反应可增强机体抵抗力，对健康的恢复起促进作用，但过度焦虑对机体有害无益，因为过度焦虑可使机体的应激性增高和刺激阈降低，交感神经处于紧张状态，机体不能承受内外的各种刺激，不利于急救产生理想的效果和身心的康复，甚至会引发并发症。

急危重症伤病员产生焦虑情绪的原因：① 躯体严重不适，如骨折、疼痛、呼吸困难等；② 病情变化急剧，改变了伤病员的心理、生理功能，引发其社会功能障碍，致其不能适应伤病员角色；③ 伤病员对所患急性病的病因不明，感到预后难测等。

二、恐惧

急危重症会给伤病员造成巨大的心理压力，如大出血的伤病员会产生紧张恐惧的情绪，心肌梗死引发的持续性剧痛可使伤病员产生濒临死亡的恐惧心理等。伤病员恐惧心理的产生还可由环境因素引起，如陌生、无助等环境条件。伤病员突发急危重症时，如果自觉症状严重，缺乏应对能力，就会产生恐惧感。

急危重症伤病员产生恐惧感的原因：① 环境因素。在急救现场，急危重症病区气氛肃穆，现场急救人员处于抢救伤病员的紧张工作状态，加重了伤病员对疾病的恐惧和不安。② 疾病因素，如急性心肌梗死伤病员持续性心绞痛所致的濒死感、急性外伤伤病员剧痛和大出血造成的威胁等。持续恐惧可致自主神经功能紊乱，使伤病员表现出全身僵直、面色苍白、呼吸急促、心率加快等症状。

三、情绪休克

情绪休克即心因性木僵状态（不言不语，双目视若无睹，对人漠不关心，呆若木鸡）和心因性朦胧状态（茫然，对周围环境不够清晰地感知，不知自己所处的环境）。这是一种心理防卫机制，实际上也是一种超限抑制。情绪休克可以减少因焦虑和恐惧而造成的过度心身反应，因而在一定程度上对个体起保护作用。

情绪休克多在突发疾病或意外伤害发生初期出现。急危重症伤病员往往原来身体健壮，但因为事件发生突然，后果严重，所以产生严重的心理冲突。急危重症伤病员从表面上看反应微弱，但实际上有沉重的心理创伤。此时急危重症伤病员心理反应的阈值升高，反应速度明显迟缓，反应程度有所减弱，急性焦虑、恐惧等心理反应明显减弱。他们多表现为不呻吟、无主诉、表情平静而冷淡（休克、昏迷等意识不清者除外），回答问题简单，很少与人交谈，对治疗、处置情绪反应很平淡。其实，他们的这种安静行为表现并不意味着伤势不严重。实际上，在一大批受伤者中间，那些不喊不叫的人，有时反而比某些叫声响亮者伤势更重些。这是一种急性心理创伤后的情绪休克，也是一种心理上的防御反应。然而应该注意的是，情绪休克不是没有反应，而是一种钝性心理反应，提示心理创伤是沉重的。多数情绪休克伤病员在数天后可发生各种形式的其他心理反应。

四、临终伤病员的心理状态

临终伤病员的心理状态极其复杂。大多数面临死亡的伤病员的心理活动变化分为以下五个阶段。

（一）否认阶段

处于这一阶段的伤病员不承认自己病情严重，对可能发生的严重后果缺乏心理准备，总希望有治疗奇迹出现。有的伤病员不仅否认自己病情恶化的事实，还谈论病愈后的设想和打算。有的伤病员怕别人悲痛，故意保持欢快和不在乎的神态，以掩饰内心的极度痛苦。

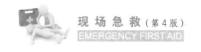
（二）愤怒阶段

度过了否认阶段，伤病员知道自己的生命岌岌可危，会表现出悲愤、烦躁情绪，拒绝治疗，甚至敌视周围的人，或者拿家属和急救人员出气，借以发泄自己对疾病的反抗情绪。这是伤病员失助自怜心理的表露。

（三）妥协阶段

伤病员的心理状态由愤怒阶段转入妥协阶段后，伤病员显得平静、安详、友善、沉默不语。这时能顺从地接受治疗，要求生理上有舒适、周到的护理，希望能延缓死亡。

（四）抑郁阶段

伤病员已知道自己面临死亡，表现出极度伤感，并急于安排后事，留下自己的遗言。大多数伤病员在这个时候不愿多说话，但又不愿承受孤独，希望多见些亲戚朋友，得到更多人的同情和关心。

（五）接受阶段

接受阶段是垂危伤病员的最后阶段。伤病员心里十分平静，对死亡已做好充分准备。有的在临终前因疼痛难忍而希望速死。有些人病情虽很严重，但意识十分清醒，表现出留恋人生、不愿死去的情绪。

第二节 急危重症伤病员的心理支持

急危重症伤病员是指那些因发病急、病情重而需要紧急抢救的伤病员。急危重症伤病员多表现出焦虑、恐惧、紧张不安等情绪，渴望得到最佳和最及时的抢救。瞬间袭来的天灾、人祸或恶性事故等超常的紧张刺激可以摧毁一个人的自我应对机制，使人出现心理异常。一向自以为健康的人突然患了心肌梗死或脑出血等，也会因过分恐惧而失去心理平衡。还有那些慢性疾病突然恶化的伤病员，易产生濒死感。恐怖、悲哀、失助、绝望等消极情绪往往会加速伤病员的死亡。

过去，因为急危重症伤病员的病势危急，所以现场急救人员的任务就是以最快的速度抢救伤病员，而忽视了对急危重症伤病员的心理关怀和支持。近年来，人们越来越认识到，急危重症伤病员不仅需要最快的抢救速度，而且需要及时的心理关怀和支持，因为急危重症伤病员面临着生命威胁，并遭受躯体伤残，正处于高度应激心理状态。伤病员处于高度紧张状态，加上抢救时的种种不良刺激，会加重病情。此时，给予伤病员及时、有效的心理关怀和支持，可帮助伤病员接受并适应突然改变的角色，正确对待伤病和鼓足勇气生存下去，调动主观能动性，达到有利于治疗的最佳心理状态，从而缓和其紧张情绪。

一、使伤病员感到现场急救人员可亲

急危重症伤病员大都求救心切，一旦看到有人来救，顿有绝处逢生之感。这时，现场急救人员应当做到细心体贴，关怀周到。医患关系对抢救过程有极大的影响，会直接影响抢救和治疗效果。现场急救人员要让伤病员知道，他们在这里不是孤立无援的。为稳定伤病员急剧波动的情绪，应对惊恐的伤病员讲："我一直待在这儿，直到救护车来。"这样可减轻伤病员的心理负担。另外，伤病员会急切地想知道现场急救人员是否采取了什么具体措施，所以，现场急救人员对伤病员的提问要一一回答，如"已止血""救护车已在途中"等。

二、使伤病员感到现场急救人员可信

现场急救人员娴熟的操作技术和严谨的工作作风，不仅是为伤病员转危为安赢得时间的保证，同时对伤病员来说还是心照不宣的支持和鼓舞。现场急救人员可帮伤病员寻找合适的体位；如果发现伤病员衣服过紧，应小心翼翼地予以放松；如果发现伤病员的衣服被撕烂，身体裸露或天寒时，应帮助其盖上被单或棉被。要呵护好伤病员，不致其被围观。陌生、好奇的眼光对伤病员的心理会产生不良刺激，围观者的喁喁私语对伤病员的惶悚心态会产生负面效应。所以现场急救人员应劝围观者散去，或者以保护现场为由劝围观者远离现场，并尽量保持环境的安静。

三、让伤病员有安全感

现场急救人员高尚的医德和娴熟的技术是伤病员获得安全感的基础。为了帮助伤病员缓解心理冲突，减轻精神痛苦，现场急救人员应针对伤病员的具体情况做好心理疏导工作。对急性伤病员，无论预后如何，在原则上都应给予其肯定性的保证、支持和鼓励，尽量避免消极暗示，尤其是来自家属、病友方面的消极暗示，使伤病员能够身心放松、有安全感。

四、耐心倾听伤病员讲话，言语要温暖

讲话能使伤病员一吐为快。如果伤病员讲话，现场急救人员要耐心地倾听，让其释放情感，缓和紧张情绪，这样有助于转危为安。现场急救人员应以亲切、柔和的语调讲话，即使对失去知觉者也应这样，绝对不能斥责伤病员。还可以问伤病员是否需要将他

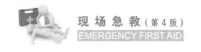

的事告知其家人和朋友，同时可与伤病员交流一下，用坚定的语气鼓励伤病员增强自信。千万不能显露出对伤病员伤势和病情的胆怯和畏缩。

心理应激的缓解有利于生理应激的治疗，而生理应激的好转又能促使心理应激消除。所以在处置急危重症伤病员时，现场急救人员要真诚相待，谅解、宽容伤病员，安慰和鼓励伤病员，用积极的语言和行为暗示，使伤病员振奋精神，顽强地与疾病做斗争；要用娴熟、精准的抢救技术为伤病员解除疼痛，缓解症状，使伤病员身心舒适。

第十二章

公共卫生事件及灾难的预防与现场急救

12

新型冠状病毒感染

禽流感

地震

火灾

战争伤害

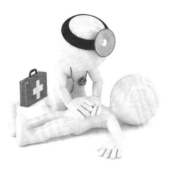

第一节 新型冠状病毒感染

一、概述

新型冠状病毒感染（简称新冠病毒感染）是由新型冠状病毒引起的新发急性呼吸道传染病。加强对该病的早发现、早治疗，有利于提高治愈率，降低病亡率。

1. 新型冠状病毒

新型冠状病毒属于 β 属的冠状病毒。病毒的人体外生存时间跟温度、湿度以及周围环境有很大的关系。病毒在塑料、玻璃、金属等比较光滑的表面上可存活 1～2 天，而在比较粗糙的表面，如毛发、毛衣、纸巾上，可以存活 6～8 小时。人体的皮肤属于粗糙表面。由于人体自身体温和免疫系统的关系，病毒在皮肤上的生存时间可能达到几分钟或者几小时。病毒对紫外线和热敏感。在 56 ℃环境下保持 30 分钟及乙醚、75%乙醇、含氯消毒剂、过氧乙酸和氯仿等脂溶剂均可有效灭活病毒。新型冠状病毒基因与其他病毒一样，也会发生变异。

2. 传播途径

新型冠状病毒感染的传染源主要是新型冠状病毒感染者。新型冠状病毒感染者在潜伏期即有传染性，发病后 5 天内传染性较强。新型冠状病毒的传染性强，主要的传播途径是经呼吸道飞沫和密切接触传播。

（1）呼吸道飞沫直接传播是指伤病员喷嚏、咳嗽、说话的飞沫，呼出的气体近距离被直接吸入导致的感染。

（2）气溶胶传播是指飞沫混合在空气中，形成气溶胶，吸入后导致感染。

（3）接触传播是指飞沫沉积在物品表面，手接触污染物后，再接触口腔、鼻腔、眼睛等导致感染。

由于粪便、尿液中可分离到新型冠状病毒，我们应注意其对环境的污染。

3. 易感人群

人群普遍易感。感染后或接种新型冠状病毒疫苗后可获得一定的免疫力。

各个年龄段的人都可能被感染。被感染的主要是成年人，其中老年人和体弱多病的人更容易被感染。儿童和孕产妇亦是易感染人群。

二、判断要点

(一) 临床表现及实验室检查

新型冠状病毒感染的潜伏期为 1～14 天，多为 3～7 天。以发热、干咳、乏力为主要表现。部分感染者可以鼻塞、流涕、咽痛、嗅觉与味觉减退或丧失、结膜炎、肌痛和腹泻等为主要表现。

实验室在感染者的鼻咽拭子、痰和其他下呼吸道分泌物、血液、粪便等标本中可检测出新型冠状病毒核酸。

胸部影像学检查早期发现感染者多发小斑片影及间质改变，肺外带明显，进而发展为双肺多发磨玻璃影、浸润影，严重者可出现肺实变。

重症感染者多在发病一周后出现呼吸困难和（或）低氧血症，严重者可快速进展为急性呼吸窘迫综合征、脓毒症休克、难以纠正的代谢性酸中毒和凝血功能障碍及多器官功能衰竭等。极少数感染者还可有中枢神经系统受累及肢端缺血性坏死等表现。值得注意的是，重型、危重型感染者在病程中可有中低热，甚至无明显发热。

轻型感染者可表现为低热、轻微乏力、嗅觉及味觉障碍等，无肺炎表现。

多数感染者预后良好。少数感染者病情危重，多见于老年人、有慢性基础疾病者、晚期妊娠和围产期女性、肥胖人群。

(二) 分类

1. 无症状感染者

新冠病毒无症状感染者（以下简称无症状感染者）是指无相关临床症状，但呼吸道等标本新冠病毒病原学检测结果为阳性者。无症状感染者可分为两种：一是经过 14 天潜伏期的观察，均无任何可自我感知或可临床识别的症状与体征，始终处于无症状感染状态；二是采样时无任何可自我感知或可临床识别的症状与体征，但随后出现某种临床表现，即处于潜伏期的无症状感染状态。

2. 确诊病例

(1) 有相关临床症状并有流行病学史。

(2) 新型冠状病毒核酸检测结果为阳性。

三、预防措施

(1) 新型冠状病毒疫苗接种。接种新型冠状病毒疫苗可以减少新型冠状病毒感染和发病，是降低重症和死亡发生率的有效手段。符合接种条件者均应接种。符合加强免疫条件的接种对象，应及时进行加强免疫接种。

(2) 避免前往人群密集的公共场所。避免接触呼吸道感染的患者，如需接触，要

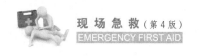
佩戴口罩。

（3）勤洗手，尤其在手被呼吸道分泌物污染后、触摸过公共设施后、照顾发热呼吸道感染或呕吐腹泻患者后、处理被污染的物品后，以及接触动物、动物饲料或动物粪便后。

（4）加强锻炼，规律作息。

（5）保持室内空气流通，特别是在天气良好时居室多通风。

（6）避免接触野生动物及其排泄物和分泌物，避免购买活禽和野生动物。避免食用野生动物。不要食用已经患病的动物及其制品。食用禽肉蛋奶时要充分煮熟。处理生鲜制品时，器具要生熟分开并及时清洗，避免交叉污染。

（7）科学做好个人防护，出现呼吸道症状时应及时到发热门诊就医。

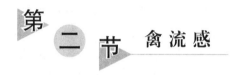

第二节　禽流感

一、概述

禽流行性感冒简称禽流感，是由甲型流感病毒引起的禽类感染性疾病，主要发生于鸡、鸭、鹅、鸽子等家禽。根据病原体的类型，禽流感病毒可分为高致病性、低致病性和非致病性病毒三大类。高致病性禽流感传播快、危害大，一年四季均可发生，在冬、春季节多发。

禽流感病毒属甲型流感病毒。甲型流感病毒根据其表面蛋白质的不同分为16个H亚型（H1～H16）和9个N亚型（N1～N9）。感染人的禽流感病毒亚型主要为H5N1、H9N2、H7N7，其中感染H5N1的人病情重，病死率高。禽流感病毒在粪便中可存活1周，在水中可存活1个月；对热比较敏感，在65℃下加热30分钟或煮沸（100℃）2分钟以上可被灭活；常用消毒剂容易将其灭活，如氧化剂、漂白粉和碘剂等都能迅速破坏其活性。

目前禽流感的传播途径主要有两条，即经呼吸道传播和经消化道传播。粪便是禽流感传播的主要渠道。病鸡粪便中的禽流感毒株会在空气中被风带走而导致传播。养鸡场空气中含病禽粪便的扬尘、分泌物、唾沫小颗粒进入呼吸道，可能导致人类感染禽流感。手接触病禽的粪便后，病毒由被污染的手经饮食入口，或者饮用被病禽粪便污染的水，以及食用病禽下的蛋，都可能致病。

二、判断要点

（一）禽类患禽流感的常见症状

病鸡主要表现为：精神沉郁、饲料消耗量减少、消瘦；母鸡的就巢性增强、产蛋量下降；轻度至重度呼吸道症状，包括咳嗽、打喷嚏和大量流泪，头部和脸部水肿，神经紊乱和腹泻。这些症状可能单独出现或以不同组合形式出现。有时疾病暴发很迅速，在发现明显症状前就已有病鸡死亡。

（二）人类患禽流感的常见症状

人类患上禽流感后，潜伏期一般为 7 天以内。早期症状与其他流感非常相似，主要表现为发热、流涕、鼻塞、咳嗽、咽痛、头痛、全身不适等。大多数患者预后良好，病程短、恢复快，且不留后遗症，但少数患者，特别是年龄较大、治疗延误的患者病情会迅速发展，常因发生进行性肺炎、急性呼吸窘迫综合征、肺出血、胸腔积液等多种并发症而死亡。

三、预防措施

禽流感被发现 100 多年以来，人类并没有掌握有效的预防和治疗禽流感的方法，仅以消毒、隔离、大量宰杀禽畜的方法防止其蔓延。高致病性禽流感暴发的地区往往会蒙受巨大的经济损失。对禽流感的预防必须采取综合性预防措施。

（一）人体的预防措施

首先，阻止禽流感在家禽中进一步传播。这样可减少人接触禽流感病毒的机会。其次，有可能接触感染家禽者应接种流感病毒疫苗。接触者必须采取防护措施预防感染，如穿隔离衣和服用抗病毒药物等。

高暴露人群包括兽医和长期从事鸡、鸭、鹅、猪等动物的饲养、贩运、屠宰的人员，以及与以上高暴露人群保持密切接触的家庭成员。这类人群如果出现发热、咳嗽等呼吸道症状，应到当地医院发热门诊就诊，并主动告知职业史和禽类接触史。医院应就地隔离，并向疾病预防控制部门报告。

（二）疫区的预防措施

如果怀疑自己饲养的鸡、鸭等患病或发现家禽因不明原因突然死亡，应尽快将情况上报给动物防疫部门。我国将高致病性禽流感疫点周围半径 3 千米范围划为疫区，因为疫点周围半径 3 千米范围内的禽是最易受到感染的。为了保证将高致病性禽流感疫情彻底扑灭，有关部门应将疫点及其周围 3 千米范围内的家禽全部扑杀，对污染的禽舍进行

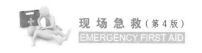
消毒，对疫区周围 5 千米范围内的所有易感但尚未感染高致病性禽流感病毒的健康禽类实施疫苗紧急免疫接种，同时，在疫区周围建立免疫隔离带。

（三）养成健康的生活方式和生活习惯

平时要加强体育锻炼，多休息，避免过度劳累；注意个人卫生，勤洗手，打喷嚏或咳嗽时掩住口鼻。

（四）保持室内空气流通

每天开窗换气 2 次，每次至少 10 分钟，或使用换气扇，保持空气流通。

（五）注意饮食卫生

禽肉、蛋类要彻底煮熟才可进食，加工、保存食物时要注意生熟分开。要养成良好的卫生习惯，不生食禽肉和内脏，解剖活（死）家禽、家畜及其制品后要彻底洗手。

（六）尽量避免与禽类接触

发现疫情时，应尽量避免与禽类接触。

（七）注意生活用具的消毒处理

禽流感病毒不耐热，在 100 ℃条件下加热 2 分钟即可被灭活，对干燥环境、紫外线照射及汞、氯等常用消毒剂都很敏感。可利用禽流感病毒的上述特点对生活用具进行消毒。

（八）出现发热及呼吸道症状者须立即就诊

若有发热及呼吸道症状，应戴上口罩，尽快就诊，并告诉医生发病前有无外游史或禽类接触史。一旦被确诊患病，就应在医生指导下接受治疗和用药。

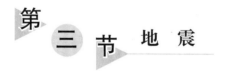

第三节 地震

一、概述

地震是一种突发性的自然灾害，在极短的时间内会引起地面剧烈震动，并形成地表断裂和变形，引起建筑物倒塌和损毁，造成人身伤亡及大量社会物资和财产损失。

二、地震灾害

凡是由地震所引起的灾害，统称为地震灾害。地震灾害包括直接的灾害和间接的（或次生的）灾害两大类。直接地震灾害是指地震发生时地面强烈震动并形成地面裂缝和变形引起建筑物损坏和倒塌，造成人员伤亡及财产损失。间接地震灾害是指由于强烈地震造成的次生灾害，如山体崩塌形成的滑坡、泥石流，水坝决口造成的水灾，电线短路、煤气管道泄漏引起的火灾，地震谣言造成的社会心理影响等。间接地震灾害的损失有时也很严重。

地震灾害的发生往往很突然且严重，同时伴有大批伤病员，多发伤多见。地震造成的人员伤害主要是由房屋倒塌所造成的人体砸伤、压伤（头、胸、腹、四肢、脊柱均可受伤），还有因血凝块和组织移位造成的窒息、挤压综合征、休克、外伤感染、饥饿和缺水等。

三、地震灾害的应急措施

防震的重点主要是保证震前、震时和震后有条不紊地进行防震救灾，应做好以下应急措施。

（一）震前准备

在地震来临前做好对策预案，加固建筑物，并向群众进行宣传和健康教育，使其在思想和知识上有所准备。

（1）学习地震知识，掌握科学的自防、自救方法。震前预防是指在有中短期地震预报背景的地区，根据临震前所发现的宏观异常而采取的简易、有效的防震、抗震措施和举动。另外，震前的物资准备也是很重要的。例如，将高能量食品、水、急救箱等放在震时紧急躲避处，以争取足够的等待外援时间。

（2）给每人分配震时的应急任务，以防手忙脚乱、耽误宝贵的时间。

（3）确定疏散路线和避震地点，保证疏散通道畅通无阻。

（4）加固室内器具。

（5）落实防火措施，妥善保管易燃物品。

（6）学会并掌握基本的医疗救护技能，如人工呼吸、止血、包扎、搬运伤病员和护理方法等。

（7）适时进行应急演习，以发现和弥补避震措施中的不足之处及正确识别地震谣传。

（二）震时应急

在地震发生阶段，人们主要根据平时学到的防震知识和实际情况寻找安全地方紧急避震。

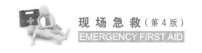

1. 瞬时抉择，珍惜 12 秒自救机会

地震发生时，人体能感觉到并受其危害的主要有两种地震波，即专业人员常说的纵波和横波。在震中区，纵波使人感到上下颠簸，它所造成的破坏不大，给人们发出了地震发生的信号。横波使人感觉到前后、左右摇晃，造成建筑物等的倒塌。因此，自我救助主要是在横波到达地面后的数秒之内的事。若能在横波到达并造成破坏之前的十几秒内迅速躲避到安全处，就给自己提供了最后一次自救机会。这一般被称为"12 秒自救机会"。

另外，地声、地光也是大震的预警信号。许多地声出现在震前 10 分钟内，到临震 10 余秒时声响最大。临震时先听到"呼呼"风声，接着是"轰轰"声，再就是"咚咚"声，之后地面开始震动。地光是地壳内所溢出的气体强化了低空静电场所致。其形状有带状、片状、球状、柱状，颜色以蓝、白、红、黄居多。历次大震的幸存者中，很多人就是在观察到这些临震异常现象后，判断有大震来临，并迅速采取措施避险，从而躲过灾难的。

2. 震时就近躲避，震后迅速撤离到安全地带

避震应选择室内结实、能掩护身体的物体下（旁）并易于形成三角空间的地方，空间小、有支撑的地方，室外开阔、安全的地方。要快速了解自己所处的环境，果断采取相应措施，就近选择牢固地点躲避，如墙角、墙柱旁、课桌下。躲避时采取蹲下、闭眼、双手抱头的姿势。震后要迅速远离易爆、易燃及有毒气体储存的区域，远离高楼、大烟囱、女儿墙、高压线以及峭壁、陡坡或海边，不要在狭窄的巷道内停留。

（三）现场急救

现场急救人员要注意观察附近的情况，是否有人遇难或负伤待救。负伤待救者也应做好自救或尽快寻求救援。地震中会出现大批伤病员。现场急救往往需在群众的帮助下进行。做好现场指挥、现场伤病员分类工作十分重要。

1. 现场指挥

现场急救人员要掌握现场特点，包括建筑物倒塌程度、可能受伤人数和地点，选择安全救护场地，组成现场救护指挥站，组织人员让伤病员脱离受伤现场，在选定的安全场地对伤病员进行现场救护。

2. 伤病员的现场分类

根据受伤的程度、部位及生命体征变化对伤病员进行分类，有利于按伤病员伤情的轻重缓急进行救护和向医院转送。机械性外伤是指被倒塌体及各种设备直接砸击、挤压而产生的损伤，一般占地震伤的 95%～98%。另外，伤情还有埋压窒息伤、饥饿、烧伤等。

3. 震后自救与互救

自救与互救在抗震救灾中有极其重要的意义。无论有无救援力量到达，自救与互救都是不可缺少的救生措施。

地震发生时或发生后的首要问题是如何自救。在废墟下压埋较轻的人，凭借自己的力量和智慧，根据自己所处位置的具体情况，寻找可以脱险的位置，尽力自救后大多可以脱险。若受重伤或暂时不能脱险，要尽量保存体力，设法延长生命。首先把妨碍呼吸的位置（口、鼻、胸部附近）松动一下，或扒开一定的小空间，以利于呼吸，并等待救援。发现有人扒救时，可用喊或敲击物体的方法给现场急救人员指明被埋压的位置。

互救要有组织，讲究方式、方法。首先是通过各种方法判断被埋人员的位置，特别是头部方位，再进行开挖施救。在扒救中，可使用铲、铁杆等轻便工具和毛巾、被单、衬衣、木板等方便材料。询问震时在一起的人，了解伤病员的位置，了解当地的街道情况、建筑物分布情况。贴耳侦听伤病员的呼救声和呻吟声，一边敲打一边听，一边用手电筒照一边听。仔细观察有没有露在外边的肢体血迹、衣服或其他迹象，特别注意门道、屋角、房前、床下等处，在废墟空隙，应排除障碍钻进去寻找伤病员。这时要注意有无爬动的痕迹及血迹，以便寻找已经筋疲力尽的遇难者，呼喊遇难者姓名，细听有无应答之声。通过以上方法找到伤病员位置，然后根据情况采取适当的救援方法，就能很快地将伤病员救出，并逐步扩大救援范围。

挖救伤病员时应首先将其头部暴露，迅速清除其口鼻内的尘土，进而暴露胸腹部，再设法暴露全身，查明伤情，采取止血、包扎、固定等现场急救措施。如果发现伤病员有窒息，应及时施以人工呼吸。对伤势严重、不能自行出来的伤病员，不得强拉硬拖，对有脊柱骨折者要正确搬运。现场急救人员在救护工作中起重要的核心和骨干作用。要立即在马路口、废墟旁建成临时包扎点、医疗点，指导自救与互救。对被抢救出来的伤病员，应尽快包扎伤口，并设法寻找药物、水和适当食物给以现场急救，然后进行转移和治疗。

（四）预防余震灾害

强烈的破坏性地震发生后，短期内很可能还会有较强的余震，使已受到不同程度破坏的建筑物坍塌。因此，地震过后任何人都不能大意，要积极预防余震灾害。搭建防震棚既可解决民众的住宿问题，也是预防余震灾害的有力措施。

在地震发生后，短时间内救援力量难以到达灾区，所以，震后自救阶段是最困难的时期。大震后3小时，部分救援力量可到达灾区，全面展开有组织的救灾活动，但此时也应注意防御强余震和继发性大震。

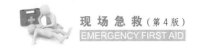

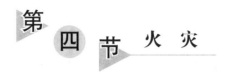

第四节 火灾

一、概述

火灾的燃烧对象较为复杂，包括建筑物、生产装置、公共设施、交通工具、露天仓库、电气设备等，从而增加了火灾危害的复杂性。火灾能引起各种伤害，严重时可立即导致人员死亡。在火场中，如果逃避不及时，可能直接被火烧伤或烧死。烟雾蔓延速度是火的 5 倍，烟雾引起窒息是火灾致伤、致死的主要原因。浓烟致人死亡的主要原因是一氧化碳中毒。浓烟会严重影响视线，让人看不清逃跑路径，造成受困人员极度恐慌，阻碍其逃生。还有一些物质，如聚氯乙烯材料和尼龙、羊毛、丝绸等纤维类物品燃烧时会产生剧毒气体，对人的危害更大。

二、灭火与逃生

（一）灭火

不论在何时何地，一旦发现火灾，就应立即拨打"119"报警。

在报警的同时，要争取时间采用各种方法灭火，万不可因坐等消防队到来而失去灭火时机。初起之火最易被扑灭。即使火势较猛，现场急救人员也要全力扑救。这样，有时虽然不能完全扑灭大火，但能控制火势蔓延。

根据燃烧必须具备可燃物、着火点和氧气这三个条件的原理，灭火的基本方法是去掉其中任何一个条件，即隔离法——去掉可燃物、冷却法——降低燃烧物的温度、窒息法——使可燃物与空气隔绝。

1. 隔离法

隔离法是指将燃烧的物质与未燃烧的物质隔开，中断可燃物供给，从而使燃烧停止的一种灭火方法。例如用消防栓灭火。

消火栓的使用方法：使用消火栓时应打开消火栓的玻璃门，按下手动报警器按钮，让消防水泵自动加压，将消防水带完全延展和连接水枪头，待操作人员示意准备就绪后打开阀门，将水柱朝火场直射，直到火焰熄灭为止。（图 12-4-1）

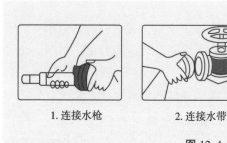
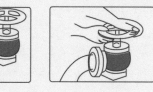
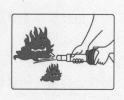

| 1.连接水枪 | 2.连接水带 | 3.打开水阀门 | 4.对准火源根部灭火 |

图 12-4-1　消防栓的使用方法

2. 窒息法

窒息法是指通过阻止空气进入燃烧区或用不燃烧的惰性气体冲淡空气，使燃烧物因得不到足够的氧气而熄灭的一种灭火方法。例如，用水、泡沫灭火剂、二氧化碳灭火剂和四氯化碳灭火剂等进行灭火。

3. 冷却法

冷却法是指将灭火剂直接喷射到燃烧物上，把燃烧物的温度降低到着火点温度以下，使燃烧停止，或者将灭火剂喷洒在火源附近的可燃物上，使其不受火焰辐射，避免形成新的火点的一种灭火方法。例如，用水、泡沫灭火剂、二氧化碳灭火剂和水型灭火剂等进行灭火。

4. 抑制法

抑制法是指将有抑制作用的灭火剂喷射到燃烧区参与控制燃烧的过程，从而中止燃烧的一种灭火方法。例如，用干粉灭火器和"1211"灭火器进行灭火（图 12-4-2）。

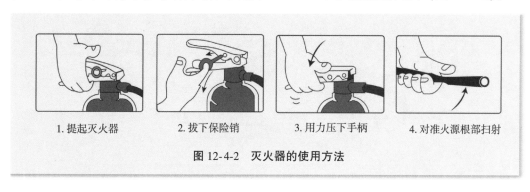

| 1.提起灭火器 | 2.拔下保险销 | 3.用力压下手柄 | 4.对准火源根部扫射 |

图 12-4-2　灭火器的使用方法

（二）火灾现场处置原则及方法

火灾现场处置的总体原则是报警、扑救、撤离。

1. 报警

不论在何时何地，一旦发现火灾，就要立即拨打"119"报警，告诉接线员起火地址、起火原因、火势大小、有无人员被困、进入火场路线以及联系人姓名、电话等，在接线员挂断电话之前请勿挂断电话。然后到路口接应消防车，并清理和处置占用消防通道的违停车辆。

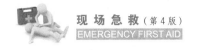

2. 扑救

火灾初起阶段火势较弱、燃烧面积不大，烟气流动速度慢，火焰辐射热量小，周围物品和建筑结构温度上升不快。在这个阶段现场急救人员要及时组织力量，利用消防器材将火扑灭。

发现家庭厨房油锅着火时，应迅速关闭天然气阀门、抽油烟机，盖上锅盖，切勿用水泼洒；发现家用电器起火时应先断开电源，再行灭火。最好采用二氧化碳灭火器灭火。液化气罐着火，通常不会发生爆炸。可用灭火器对准火焰根部喷灭，再垫着湿布将阀门关闭。发现汽车发动机起火时，应迅速靠边停车，关闭电源，用车灭火器对准车头前的进气格栅喷射，不要轻易打开引擎盖。

3. 撤离

如果发现火势较大，超过扑救能力时，应想方设法尽早撤离。起火后，一氧化碳浓度已经超过人体的允许浓度，而空气中氧含量又迅速下降，火场温度已接近400 ℃。此时人在火场是相当危险的，要迅速逃生。

突遇火灾时，首先要强令自己保持镇静，千万不要盲目地跟从人流和相互拥挤、乱冲乱撞。撤离时要尽量往楼层下面跑，但不是地下室。若通道已被烟火封阻，则应背向烟火方向离开，通过阳台、气窗等逃生。逃生时，在烟雾大的情况下，可采用半潮湿的毛巾、口罩蒙住口鼻，顺着墙壁低姿势撤离，（图12-4-3）以防止在烟雾中迷路和中毒引起窒息。在火场上如果发现身上着火，正确的做法是就地打滚，压灭火苗。

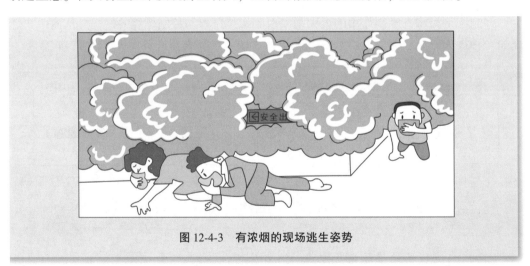

图 12-4-3　有浓烟的现场逃生姿势

火灾发生时，要根据情况选择较为安全的楼梯通道逃生，千万不要乘普通电梯。逃生时，若用手背摸房门已感到烫手，那么此时一旦开门，火焰与浓烟势必迎面扑来。可用湿毛巾、湿布等塞住门缝，或用水浸湿棉被，蒙上门窗，然后不停用水淋透房间，防止烟火渗入，固守房间，尽量待在阳台、窗口等容易被人发现的地方等待救援人员达到。

在高层、多层建筑内遭遇火灾后，可迅速利用身边的绳索或床单、窗帘、衣服等自制简易救生绳，并用水打湿后，从窗台或阳台沿绳滑到下面的楼层或地面逃生。跳楼是在消防队员准备好救生气垫后或在 3 层楼以下才可考虑的极端逃生方式。着地点应选择有水池、软雨篷、草地等的地方。跳楼会对身体造成不可预期的伤害，所以要慎之又慎。

在火场中，人的生命最重要，不要因害羞或顾及贵重物品，把宝贵的逃生时间浪费在穿衣服或寻找、搬运贵重物品上。已逃离火场的人，千万不要重返险地。

三、烧伤和窒息的现场急救

1. 自身防护

现场急救人员要评估火灾现场环境，在确保安全的前提下，救护伤病员。

2. 转移伤病员

现场急救人员要迅速转移伤病员，将伤病员置于安全、通风处，解开其衣领、腰带，适当保温。出入烟雾较重的地方时，应采取有效的防护措施。

3. 抢救生命

现场急救人员要保持伤病员呼吸道通畅，对呼吸、心搏骤停者实施心肺复苏。从面部、颈部、胸部周围有无烧伤，鼻毛是否烧焦，声音是否嘶哑等方面判断伤病员是否有呼吸道烧伤。对有骨折、出血及颅脑、胸腹部损伤者，给予相应处理。

4. 保护创面

现场急救人员要立即用流动的清水冲洗伤病员烧伤部位，迅速脱去或剪开伤病员的衣服，摘除饰物，暴露创面。尽量不要弄破水疱，保护表皮，防止创面污染。创面要用清洁的被单或衣服简单包扎，严重烧伤者不需要涂抹任何药物。伤病员手足被烧伤时，现场急救人员应在其各个指（趾）之间加敷料后，再包扎，以防粘连。

5. 转运送医

给伤病员做应急救护后，现场急救人员应尽快将伤病员送往医院救治。在护送前及护送途中要注意防止伤病员休克。搬运时动作要轻柔、平稳，尽量减少伤病员的痛苦。严重烧伤的伤病员应禁食、禁水。

第五节　战争伤害

核、生物、化学武器对人体具有巨大的杀伤破坏作用。但只要了解"三防"知识，掌握一定的防护方法，就能减轻战争对人类的损伤。下面重点介绍核、生物、化学武器的防护知识和技能。

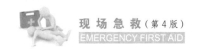

一、核武器的防护知识和技能

核武器是指利用原子弹核反应瞬间所释放出的巨大能量而起杀伤作用的武器。原子弹、氢弹、中子弹等统称核武器，其共同特点是依次出现闪光、火球、尘柱、蘑菇状烟云。核武器可杀伤地面人员，破坏地面目标及工矿、交通枢纽和城市建筑等，并造成一定的放射性沾染。

（一）核武器的杀伤破坏因素

核武器的杀伤破坏因素有光辐射、冲击波、早期核辐射、核电磁脉冲和放射性沾染五种。前四种是核武器在爆炸最初的数十秒内所产生的瞬时杀伤破坏因素。放射性沾染可以持续数月、数年甚至更长的时间。

1. 光辐射烧伤

光辐射（又称热辐射）是指爆炸时的闪光及高温火球辐射出来的强光和热。光辐射含有大量热能，直接照射无隐蔽人员会造成烧伤。如果用眼睛看核爆炸的火球，眼底会被烧伤。在爆炸中心附近的人员吸入被光辐射加热的空气会造成呼吸道烧伤。光辐射还可能引起大面积火灾。

2. 冲击波震伤

冲击波是指核武器在爆炸时所产生的高速高压气浪。其挤压作用能造成严重内伤，如肺、胃、肝、脾出血破裂及骨折。冲击波可造成建筑物倒塌，导致人员伤亡。

3. 核辐射射线伤

早期核辐射是核武器所特有的一种杀伤破坏因素。形成早期核辐射的是核武器在爆炸最初十几秒钟内所发射出的人眼看不见的射线。它作用于人体时无特殊感觉，但会破坏人的组织细胞，使人患急性放射病。

4. 放射性沾染

核爆炸后，蘑菇状烟云中含有大量的放射性灰尘。烟云随风扩散时，逐渐降落到地面或其他物体上，形成一个很大的放射性沾染区。放射性灰尘能产生对人体有害的射线。处于沾染区的人员，或在沾染区外接触从沾染区撤出的受染人员和各种物品，均会受到射线的体外照射，使皮肤灼伤。若受沾染的物质经呼吸道和消化道进入人体，其体内照射对人体的伤害要比体外照射严重得多。

（二）核袭击的防护动作

1. 对冲击波、光辐射和早期核辐射的防护

由于冲击波、光辐射和早期核辐射持续时间非常短，所以，它们也被称为瞬时杀伤破坏因素。对瞬时杀伤破坏因素的主要防护方法：人员处于具有密闭、滤毒通风设备的工事内发现核爆炸后，应先行隔绝，然后根据情况进行滤毒通风或清洁通风。在隔绝时，应保持安静，不要吸烟，少用或不用明火照明，以减少工事内氧气的消耗。人员处

于不密闭的工事内发现核爆炸后，为防鼓膜受伤，应用棉球等堵住耳孔，在单人掩体内的人员可蹲下，尽量降低体位，并用双手堵塞耳孔。人员隐蔽在露天工事内发现核爆炸时，应卧倒在工事底部，闭眼、闭嘴、微收腹部，两手交叉垫于胸下，两肘前伸，使两大臂遮掩头部，避免或减少光辐射对暴露皮肤的伤害。

人员来不及进入工事就发现闪光后，应迅速利用就近地形地物卧倒（与露天工事内的卧倒动作相同）。卧倒的方向依核武器爆炸的方向和地形的特点而定。在开阔地面的人员应背向爆心卧倒。当地形地物较小时，应面向爆心卧倒，以重点防护头部。在室内来不及外出隐蔽的人员，应该避开门、窗，在屋角或靠墙的床、桌子下卧倒，以避免间接伤害。正在行驶的车辆内人员发现闪光后，应立即停车。车上所有人员就地卧倒，不能卧倒的人员也要尽量降低体位，并抓紧车厢或把手。

2. 对放射性沾染的防护

人员在沾染区内时，为减轻放射性沾染的伤害，应及时穿上防护服（图 12-5-1），戴上防护面具或口罩，也可用毛巾捂住口鼻；穿上防护靴套，或将裤腿、袖口扎紧，用雨衣、帘布、床单等随手可得的方便器材把暴露的皮肤遮盖起来；避免随便接触沾染物品、坐卧和脱下防护器材；尽量不在沾染区内吃饭、喝水、吸烟；尽量减少在沾染区的停留时间。人员通过沾染区时，应采取相应的防护措施，避开高照射率地区，并快速通过。

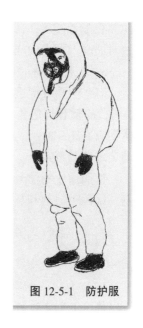

图 12-5-1　防护服

人员离开沾染区后，应立即采取措施消除沾染，利用扫帚、树枝等自行或相互扫刷、拍打，清除服装上的放射性灰尘。扫刷、拍打时，人要站在上风方向，脱去面具或口罩、漱口、擤鼻，并用水擦洗身体的暴露部位。缺水时，可用毛巾、手绢等擦拭，每擦一次，折叠一次。在条件许可时，应用淋浴的方法冲洗；也可在未受沾染的江河中洗澡，进行全身洗消。受染服装用清水、肥皂洗涤效果更好。洗后要进行沾染检查。沾染浓度低于容许浓度后，人方可离去。无仪器检查时，要注意对暴露和易存积尘垢的部位（如耳、鼻等）多洗几次。

二、生物武器的防护知识和技能

生物战剂及施放的武器、器材被总称为生物武器。生物战剂是指在战争中杀伤人畜的致病微生物和毒素，具有致病力强、污染面广、不易被发现的特点。生物战剂可通过分散成微小的粒子悬浮在空中，随风飘移，污染空气、地面、食物，并能渗入无防护设施的工事，人员一旦吸入即可致病。带菌昆虫、动物和其他媒介生物能以多种形式将病原体传给人。使用被生物战剂污染的水源、食物、通风管道或被遗弃的带菌物品、尸体等都能致病。

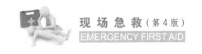
（一）生物战剂的种类

生物杀伤因素主要是指致病微生物和各种生物毒素。对人、畜和农作物致病的微生物及生物毒素种类繁多。从军事上考虑，生物战剂可分为以下几种。

1. 致死性与失能性战剂

致死性战剂是指病死率较高的战剂，如黄热病毒、鼠疫杆菌、炭疽杆菌等。失能性战剂是指病死率很低的战剂，如委内瑞拉马脑炎病毒、Q热立克次体、葡萄球菌肠毒素等。

2. 传染性与非传染性战剂

传染性战剂进入机体后不仅能大量繁殖引起疾病，还会不断向体外排出，使周围人群感染。例如，肺鼠疫患者通过呼吸道排菌，霍乱患者通过粪便排菌。非传染性战剂能使被袭击者发病，从而使其暂时丧失劳动能力和战斗力，但病原体不能从人体内排出，故对周围人群不构成威胁，如布鲁氏菌、土拉杆菌、Q热立克次体、黄热病毒等。

3. 长潜伏期战剂与短潜伏期战剂

有些生物战剂进入机体要经过较长时间才能致病。例如，布鲁氏菌的潜伏期为1～3周，甚至有长达数月之久的；Q热立克次体的潜伏期为2～4周。有些生物战剂的潜伏期只有1～3天，如流感病毒、霍乱弧菌等；还有些生物战剂的潜伏期仅数小时，如葡萄球菌肠毒素A、肉毒毒素等。

按照微生物学分类法，生物战剂可分为病毒类战剂、立克次体类战剂、衣原体类战剂、细菌类战剂和真菌类战剂。

（二）生物武器袭击的判断

判断发生生物武器袭击的方法如下：

（1）有投放迹象，如飞机低空飞行时尾部有云雾或洒下其他杂物；炸弹爆炸时，弹坑周围有粉末或残迹；昆虫和小动物出现的数量与季节、场所反常等。

（2）在短时间内发现大批症状相同的患者、病畜；出现当地从前没有发生过的疾病或出现发病季节反常等现象。

（三）生物武器的防护

1. 免疫接种

免疫接种是指通过接种相应的疫苗来预防由该种病菌引起的疾病的发生。接种疫苗后即使发病，也可减轻症状或缩短病程。

2. 对生物战剂气溶胶的防护

对生物战剂气溶胶的防护主要是防止细菌通过呼吸道或皮肤、黏膜进入人体。集体防护方法是进入有滤毒通风设备的防护工事；个人防护措施主要是指使用个人防护用具，如戴防毒面具、防毒眼镜，穿防疫服。穿普通衣服时，要将上衣扎在腰带内，系紧袖口、裤脚，用毛巾围住颈部，戴帽子。脱下个人防护用具后，应立即消毒。

3. 对带菌昆虫的防护

对带菌昆虫的防护主要是保护暴露的皮肤，不让昆虫叮咬。除穿防疫服外，穿普通衣服时，可采取与防气溶胶相同的方法。此外，还可通过喷洒杀虫剂、在建筑物周围放烟来驱虫。对敌人投放的带菌昆虫、鼠类及其他小动物，可以采取人工扑打、烧燎熏蒸、喷洒杀虫剂等方法进行扑灭。

4. 消毒处理

由于生物武器的后续危害性较大，人员活动场所，受染人员及其居住环境、用品、痰、尿、粪便须进行消毒。对受染人员的消毒，有条件时可用消毒剂擦拭污染部位后进行淋浴。可根据细菌战剂的种类选用碘酒、来苏儿、甲醛等消毒剂进行消毒。对于室外地面，可根据需要对重点地区用"三合二"、漂白粉处理或用火烧、冲洗、通风、日晒、铲除、掩埋等方法处理。

三、化学武器的防护知识和技能

化学武器是指把一些毒性很强的化学物质即毒剂装填在各种弹药、兵器中，施放在战场上，用来伤害人、畜和毁坏植物。毒剂可呈气、烟、雾、液态，通过呼吸道吸入、皮肤渗透、误食染毒食品等多种途径使人体中毒，毒害作用可持续数小时至数天，有的甚至达数周。

（一）毒剂种类及毒害作用

1. 神经性毒剂

在现有毒剂中，神经性毒剂的毒性最高，主要有沙林、棱曼和维埃克斯。神经性毒剂进入人体后，可迅速破坏神经，使人出现胸闷、瞳孔缩小、视力模糊、流口水、多汗、肌肉跳动等表现，严重时出现呼吸困难、大小便失禁，甚至抽搐而死。

2. 糜烂性毒剂

引起皮肤起疱糜烂的一类毒剂称为糜烂性毒剂，最常见的主要是芥子气。人吸入芥子气后，在短时间内立即出现支气管炎、流鼻涕、咳嗽，严重时呕吐、便血，甚至死亡。眼睛接触芥子气会引起炎症，严重者甚至失明。

3. 窒息性毒剂

通过损伤肺组织引起水肿使人窒息而死的毒剂称为窒息性毒剂。最常见的窒息性毒剂是光气。光气中毒时，人首先感到强烈刺激，然后产生肺水肿，最后因窒息而死。光气中毒有 4～12 小时的潜伏期。

4. 全身中毒性毒剂

通过破坏人体细胞的功能引起窒息死亡的一类毒剂称为全身中毒性毒剂。这类毒剂主要有氢氰酸和氯化氰。这两种毒剂极易使空气染毒，经过呼吸道进入人体，引起中毒。人体中毒后会出现舌尖麻木，严重时很快感到胸闷、呼吸困难，瞳孔散大，强烈抽搐而死。

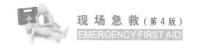

5. 失能性毒剂

可使人精神失常、四肢瘫痪的毒剂称为失能性毒剂。最常见的失能性毒剂是华兹。华兹中毒后，人可产生幻觉，判断力和注意力减退，出现狂躁、激动、口干、皮肤潮红等症状。

（二）发现化学武器袭击

发现敌机在城市上空低空飞行并出现下列异常现象时，可考虑化学武器袭击。

1. 布撒大量烟雾

敌机通过后或炸弹爆炸后，地面有大片均匀的油状斑点；多数人突然闻到异常气味，如微弱的苹果香味、苦杏仁味等；眼睛、呼吸道受到刺激。

2. 动植物异常变化

大量动物发生异常变化（如蜂、蝇出现飞行困难或抖动翅膀，麻雀、鸡、羊等动物中毒死亡），花草、树叶发生大面积变色或枯萎等。

（三）中毒途径

毒剂可通过人的呼吸道、眼睛、皮肤、伤口、消化道引起中毒。不同的中毒途径对人员伤害严重程度的顺序是：呼吸道 > 眼睛和伤口 > 消化道 > 皮肤。

（四）防护

可采取防护措施阻止毒剂通过各种途径与人员接触。

1. 个人防护原则和方法

配有面具的人员将面具迅速、准确地戴好；没有防毒面具的人员可使用湿口罩、纱布、毛巾、手帕等简易器具来防护呼吸道。可穿戴制式防毒衣，也可以利用雨靴、雨衣、塑料布、毯子或油布等隔绝材料对全身进行皮肤防护。在没有面具的情况下，可用自制简易防毒眼镜、改制的防风眼镜等对眼睛进行防护。

2. 集体防护方法

（1）组织染毒区人员进入人防工程进行防护。集体防护工程种类很多，如有"三防"设施的人防工事、地道、掩蔽部、地下室等。

（2）迅速组织染毒区人员撤离至安全区。安全区一般位于逆风方向的高处。

（五）消毒

使毒剂失去毒害作用的措施叫作消毒。对有包装的罐头类食品，只需对表面进行消毒即可；对没有包装的食品，一般应销毁。对染毒水的消毒方法主要是加入适量的漂白粉和混凝剂，然后搅拌，待沉淀后过滤；或者采用明矾沉淀或长时间煮沸的方法。无论用哪种方法进行消毒，水都必须经过检验才能饮用。

（六）中毒人员的现场急救

对中毒人员的急救应根据毒剂的不同，使用相应的急救药物和方法。在情况允许时，最好将中毒者撤出毒区，然后送至医院治疗。

1. 神经性毒剂中毒的现场急救

将中毒人员先行撤离毒区，如无法立即撤离毒区，应给其戴上面具，并立即注射解毒药。对有呼吸困难者进行人工呼吸，对染毒皮肤及时进行消毒。

2. 糜烂性毒剂中毒的现场急救

迅速用纱布、棉花等吸去可见毒剂液滴，再用肥皂水等碱性溶液洗涤局部，最后用水冲洗干净。对眼睛应用2%苏打水或清水冲洗。

3. 窒息性毒剂中毒的现场急救

窒息性毒剂的毒害作用缓慢，一般没有特殊治疗方法。中毒人员应保持安静，尽量减少体力消耗，注意保温。严禁对该类中毒人员实施人工呼吸。

4. 全身中毒性毒剂中毒的现场急救

迅速打开亚硝酸异戊酯安瓿，放在中毒人员鼻前（如果中毒者戴有面罩，则应将打开的亚硝酸异戊酯安瓿塞入面罩内），使其吸入药剂。如果不见症状消失，还可再用。对呼吸困难者应进行人工呼吸。

5. 失能性毒剂中毒的现场急救

失能性毒剂中毒人员一般不需要急救处理，只要离开毒区，中毒症状便会逐渐消失。

第十三章

突发性群体伤害事故医学急救的组织管理

13

应急救援系统

启动应急救援系统

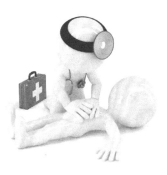

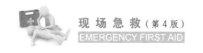

医学急救是国家防灾减灾大系统中的重要组成部分。重大及灾害性群体伤害事故的应急救援，由于涉及面广、技术复杂，已远远超出单纯医疗急救的范畴，因此有关部门平时应针对重大危险源目标，制订出切实可行的应急救援预案，将群体性伤害列为其中的重要问题之一，以便事故发生后立即按预案迅速建立应急救援系统。其内容包括：组建急救指挥系统，制订医学急救总体方案；建立健全专业人员和群众及地方和军队急救与自救网络；筹措急救药品、物资，包括基层和医院的急救装备；组织交流和研究急救伤病机制和抢治方法；加强卫生防疫系统的组织、计划、人员、物资的落实工作。

第一节　应急救援系统

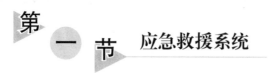

一、救援指挥组

在重大及灾害性群体伤害事故现场，有关部门应根据预案尽快建立具有权威性的、高效精干的指挥组，对伤病员的医疗救护工作做出统一安排。指挥组一般应选址在标志明显、交通方便的医院、学校、机关等单位，并迅速建立起有效的通信联络设施，以保证指挥、组织工作畅通，协调安排好前来救援的社会志愿力量。

二、现场抢险组

现场抢险组由工程抢险人员和担架急救人员组成，负责维护现场安全、搜索与营救伤病员、维持现场秩序及保卫国家财产等。

三、医疗急救组

医疗急救组由医务人员和急救员组成，负责对现场伤病员进行检查、分类、现场急救等，并组织有关专家进行会诊，保证抢救工作科学、有效地进行。

四、救援后勤组

救援后勤组的主要任务是保证医疗急救用品和灾民必需用品的供应，负责联系、安排交通工具，运送伤病员、药品、器械或其他必需品。

第二节　启动应急救援系统

一旦重大及灾害性群体伤害事故发生，有关部门应立即启动应急救援系统，组织应急救援。

一、实施现场急救的基本程序

重特大危险事故发生时，根据应急救援体系建设的要求，应急救援机构应该按照一定救援程序进行现场急救。

（一）接警上报

接警是指接到救援指令或要求救援的请求。接警是实施救援工作的第一步，也是很重要的一步。接警人一般由救援总值班人员担任。接警人应做好如下几项工作：

（1）问清报告人的姓名、单位、部门和联系电话。

（2）问明事故发生的时间、地点、事故单位、事故原因、事故性质（如交通事故、毒物外溢、爆炸、燃烧等）、危害范围和程度以及救援单位的具体要求，同时做好电话记录，必要时问清救援行动的路线。

（3）向领导汇报接警情况，请求派出救援队伍。

（4）通知本单位有关部门做好抢救准备工作。

（5）向上级有关部门报告情况，反映救援要求和建议。

（二）救援集结

救援领导或救援总值班人员根据接报情况和单位救援力量，下令启动应急救援预案。急救人员应根据规定的时间和要求在指定地点集合，并携带好各自负责的器材与装备。

（三）清点出发

救援队伍清点人员、装备后立即出发。在途中通过车载电话或移动电话（或对讲机）与救援单位及事故单位保持联系，随时报告行动情况。

（四）报到

救护队伍到达救援现场后，向事故现场指挥部报到。其目的是了解现场情况，接受

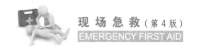

救援任务，提出救援建议。

（五）选择现场急救医疗点

要选择有利地形（地点）设置现场急救医疗点。选点工作关系到能否顺利开展现场急救和保护自身的安全，必须慎重。现场急救医疗点设置应考虑如下几点：

（1）应选上风向的非污染区域，但不要远离事故现场，以便就近抢救伤病员。

（2）尽可能靠近事故现场指挥部，以便保持联系。

（3）应选择接近路口的交通便利区，以利于伤病员转运车辆的通行和急救医疗点的应急转移。

（4）急救医疗点的面积要尽量大，以便同时对众多人员实施救护。急救医疗点设在室外或室内均可，应尽可能保证供水和供电。

（5）急救医疗点要设置醒目的标志，以便急救人员和伤病员识别。最好悬挂轻质面料的红十字白旗，以便现场急救人员随时掌握现场风向的变化。

（六）初检

初检是指对伤病员进行初步的医学检查，按轻、中、重、死亡分类。初检不同于临床诊断，目的是尽快对伤病员进行简易分类，以便给予不同的处理。初检人员应该由有经验的人员担任。

初检的主要任务是处理危及生命的或可能发展至危及生命的疾病或损伤。在这一阶段，现场急救人员应特别注意进行基本伤情估计及神志、呼吸和循环系统的检查。

现场急救人员应给伤病员佩戴伤情标志，可以是绿、黄、红、黑等不同颜色的布条或袖章，上面分别印有"轻""中""重""死亡"的字样。另一种较好的方法是设计制作一种急救卡，并根据不同的颜色标志进行分类，同时在卡上设立伤病员基本情况、初步诊断、处理措施等项目，以便记录伤病员在现场及转运途中病情的发展变化和救治措施，起到简易病历卡的作用，为进一步的救治工作提供依据和参考。

（七）伤病员分类

伤病员分类是指根据伤病员的伤情及救治先后顺序进行分类。现场急救人员通常只给予那些经过处理能存活的伤病员优先处理，对那些不经处理也可存活的伤病员和即使处理也要死亡的伤病员则不给予优先处理。在有大量伤病员的灾害中，可以对优先获得处置权的伤病员进行处理，从而最大限度地降低伤亡率，同时使有限的医务人员和医疗力量发挥最大作用。

在发生重大人员伤亡事故时，常用多色灾害伤病员分卡系统进行不同伤情伤病员区域性划分，其中黑色代表致命伤，红色代表危重伤，黄色代表中重伤，绿色代表轻伤，以区别急救的优先顺序。可将医疗急救点分成四个区域，在各区域内插上绿、黄、红、黑旗帜，让病情轻重不同的伤病员进入不同的区域，以便现场急救。

（八）及时救治

现场急救处理一般采取共性处理方法，对特殊伤病员给予相应的个体化处理。在救治中要遵循"先救命后治病，先重后轻，先急后缓"的原则，把有限的医疗资源用到最紧急、最需要的地方。例如，对心跳、呼吸停止的伤病员，要迅速给予心肺复苏；对大出血引起休克的伤病员，要立即止血、抗休克等；对已死亡及救治无望的伤病员，不宜耗费过多的人力、物力资源，以便让更多更需要救治而且救治有望的伤病员得到尽快救护。

（九）安全转运

分类救治处理后的伤病员需要安全快速转运。不同类型的伤病员可以利用不同的交通工具转运，如转运伤情轻的伤病员可以用一般车辆，转运伤情较重的伤病员需要救护车辆，转运伤情严重的伤病员需要急救型救护车辆。需要进一步抢救的伤病员应在医学监护下安全地转运，即进行医疗救护运输。转运途中的医学监护是现场急救的一种延续，是现场急救与院内急救的"连接链"。

（十）及时报告

医疗急救过程中所遇到的各种问题需要现场指挥部协调解决和调整。现场急救人员救援结束也须向现场指挥部或救援单位内部报告救援情况以及做出转移、撤点、返回的请示。

（十一）撤离

救援工作结束后，何时取消现场急救医疗点，急救人员何时撤离现场，要按有关程序并经有关部门同意。急救人员撤离时应做好现场清理、器材装备清点、数据统计等相关工作。

（十二）总结汇报

救援工作全部结束后，急救人员应按照程序记录救援的相关活动，进行救援工作总结，并提出整改方案等。

二、现场急救工作中的注意事项

（一）现场急救人员的安全防护

现场急救人员在救援行动中应注意观察现场对自身有无危险。要戴好防毒面罩，穿好防护服，随时注意现场风向的变化，做好自身防护。在涉及易燃易爆物品的事故现场，救援所用的工具要具备防爆功能。

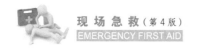

（二）工程救援中应注意的事项

（1）工程救援队在抢险过程中，应尽可能和事故单位的自救队或技术人员协同救援。

（2）在营救伤病员、转移危险物品和化学泄漏物的过程中，公安、消防和医疗急救等部门的专业队伍应协调行动，互相配合，以提高救援效率。

（3）在执行救援任务时，应以2～3人为一组，集体行动，互相照应，并带好通信联系工具，随时保持联系。

（三）现场医疗急救中需要注意的问题

（1）由重大事故造成的人员伤害具有突发性、群体性、特殊性和紧迫性，而现场急救人员、药品、器材相对不足，所以现场急救人员应合理使用有限的救护资源，在保证重点伤病员得到有效救治的基础上，兼顾对一般伤病员的处理。在急救方法上，现场急救人员可采取对群体性伤病员实行简易分类的措施，即由经验丰富的现场急救人员或医生负责对伤病员的伤情进行综合评判、分类。对分类后的伤病员除了标上醒目的分类识别标志外，在急救措施上应按照先重后轻的治疗原则，实行共性处理和个性处理相结合的救治方法。

（2）对救治后的伤病员实行一人一卡，将处理意见记录在卡上，并将卡别在伤病员胸前，以便做好交接，利于伤病员的转诊救治。

（3）合理调用救护车辆。在群体性伤害事故现场急救过程中，在救护车辆不足的情况下，危重伤病员可以在医务人员的监护下，由监护型救护车护送，中度伤病员可以几个人合用一辆车，轻度伤病员可用公交车或客车集体护送。

（4）合理选送医院。对伤病员实行就近转送至医院的原则。但在医院的选配上，应根据伤病员的人数和伤情，以及医院的医疗特点和救治能力，有针对性地合理调配，特别要注意避免危重伤病员的多次转院。

（5）妥善处理好伤病员的污染衣物。及时脱去伤病员身上被污染的衣物。对脱下来的被污染的衣物要集中妥善处理，防止发生继发性损害。

（6）统计工作。统计工作是现场医疗急救的一项重要内容。特别是在忙乱的急救现场，更应注意统计数据的准确性和可靠性，以便为日后总结和分析积累可靠的数据。

（四）组织和指挥群众撤离事故现场

现场急救人员在组织和指挥群众撤离事故现场的过程中须注意以下几个方面：

（1）指导群众在做好个人防护后撤离危险区域。如果有危险化学品污染事故发生，现场急救人员应立即组织和指导污染区的群众就地取材，采取简易、有效的防护措施，并根据当时的风向选择疏散路线，快速转移至安全区域；也可指挥群众就近进入民防地下工事，关闭防护门。对污染区内一时无法撤出的群众，可指导他们紧闭门窗，用湿布将门窗缝塞严，关闭空调等通风设备，熄灭火源，等待时机再进行转移。

（2）防止继发性伤害。组织群众撤离危险区域时，应选择安全的撤离路线，避免横穿危险区域。进入安全区后，应尽快去除被污染的衣物，防止继发性伤害。一旦发现皮肤或眼睛受到污染，就应立即用清水冲洗，并就近医治。

（3）发扬互助互救的精神。鼓励群众发扬互帮互助和自救互救精神，帮助同伴一起撤离。对危重伤病员，应立即将其搬离危险区，再实施救治。

主要参考文献

［1］圣约翰救护机构，圣安德鲁斯急救协会，英国红十字会. 急救手册［M］. 10版. 曾艺，朱玲玲，译. 北京：旅游教育出版社，2017.

［2］美国心脏协会. 拯救心脏　急救　心肺复苏　自动体外除颤器学员手册［M］. 杭州：浙江大学出版社，2022.

［3］中国登山协会. 登山户外安全手册［M］. 北京：人民体育出版社，2014.

［4］中国红十字会. 中国红十字会简介［EB/OL］.（2017-10-13）［2022-08-04］. https：//www.redcross.org.cn/html/2017-10/233.html.

［5］中国红十字会总会. 常见急症与避险逃生［M］. 北京：人民卫生出版社，2015.

［6］中国红十字会总会. 心肺复苏与创伤救护［M］. 北京：人民卫生出版社，2015.

［7］中国红十字会总会. 救护概论与教学法［M］. 北京：人民卫生出版社，2015.